INTRODUCTION

Bienvenue dans l'univers révolutionnaire du "Régime d'Élimination des Fibromes". Ce livre est bien plus qu'un guide alimentaire, c'est une porte ouverte vers une vie sans les entraves des fibromes, une invitation à rétablir l'harmonie entre votre corps et votre bien-être.

Les fibromes, bien que courants, peuvent être des compagnons indésirables, influençant votre qualité de vie de manière significative. À travers ces pages, nous plongerons dans une approche holistique qui transcende le simple fait de gérer les symptômes. Nous explorerons un chemin vers l'élimination des fibromes, mettant l'accent sur la nutrition, la compréhension scientifique, et des recettes délicieuses.

Découvrez la science derrière les fibromes et comment notre régime unique peut influencer positivement votre santé. Ce n'est pas seulement un livre de recettes, mais un guide complet qui vous arme de connaissances pour prendre le contrôle de votre bien-être.

Chaque chapitre est conçu pour vous guider à travers ce voyage, du savoir-faire scientifique aux délices culinaires. Les recettes soigneusement élaborées sont non seulement un régal pour les papilles, mais aussi une manière puissante de nourrir votre corps vers la guérison.

Relevez le défi de transformer votre alimentation et, par conséquent, votre vie. En suivant les principes de ce régime, vous investissez dans votre santé de manière proactive. Alors, embarquez avec nous pour cette aventure vers une vie sans les inconvénients des fibromes. C'est le moment de reprendre les rênes de votre santé et de célébrer chaque étape vers un vous plus fort, équilibré et libéré des fibromes.

Préparez-vous à explorer un nouveau chapitre de votre bien-être. Bienvenue dans le monde du "Régime d'Élimination des Fibromes", où la santé devient une délicieuse aventure culinaire.

CHAPITRE UN

Comprendre les Fibromes

Les fibromes, également connus sous le nom de fibromes utérins ou léiomyomes, sont des excroissances non cancéreuses de l'utérus qui apparaissent souvent pendant les années de procréation. Ces excroissances sont composées de muscle et de tissu conjonctif et peuvent varier en taille, allant de petites nodules indétectables à de grandes masses de la taille d'un pamplemousse. Alors que certaines femmes atteintes de fibromes peuvent ne présenter aucun symptôme, d'autres peuvent avoir divers symptômes, notamment :

1. **Saignements menstruels abondants** : Les fibromes peuvent entraîner des règles plus abondantes ou plus longues, conduisant parfois à l'anémie.

2. **Douleurs et pression pelviennes** : Les fibromes plus importants peuvent provoquer une sensation de plénitude ou de pression dans le bas de l'abdomen ou le bassin.

3. **Douleurs pelviennes pendant les rapports sexuels** : Les fibromes peuvent rendre les rapports sexuels inconfortables ou douloureux.

4. **Envies fréquentes d'uriner** : Les fibromes exerçant une pression sur la vessie peuvent entraîner le besoin fréquent d'uriner.

5. **Constipation ou difficulté à aller à la selle :** Les gros fibromes peuvent exercer une pression sur le rectum et provoquer de la constipation.

6. **Mal de dos ou douleurs aux jambes :** Rarement, les fibromes peuvent exercer une pression sur les nerfs, entraînant des douleurs au dos ou aux jambes.

La cause exacte des fibromes est inconnue, mais des facteurs hormonaux et une prédisposition génétique les influent. Les facteurs de risque de développement des fibromes comprennent :

· **Être d'ascendance afro-américaine.**

· **Avoir des antécédents familiaux de fibromes.**

· **Être en surpoids ou obèse.**

Types de Fibromes

Les fibromes, également connus sous le nom de fibromes utérins ou léiomyomes, peuvent être classés en plusieurs types en fonction de leur emplacement dans l'utérus. Les types de fibromes comprennent :

Fibromes Intramuraux :

· Ce sont les types de fibromes les plus courants.

· Les fibromes intramuraux se développent dans la paroi musculaire de l'utérus.

· Ils peuvent atteindre différentes tailles et peuvent agrandir l'utérus, provoquant une sensation de plénitude ou des douleurs pelviennes.

Fibromes Sous-séreux :

· Les fibromes sous-séreux poussent à la surface extérieure de l'utérus, généralement sous la séreuse utérine, qui est la couche la plus externe du tissu utérin.

• Ils peuvent devenir volumineux et exercer une pression sur les organes avoisinants, provoquant inconfort ou douleur.

Fibromes Sous-muqueux :

• Les fibromes sous-muqueux sont situés juste en dessous de la doublure interne de la cavité utérine (endomètre).

• Ils sont moins courants que les fibromes intramuraux et sous-séreux, mais sont plus susceptibles de causer des symptômes.

• Les fibromes sous-muqueux peuvent entraîner des saignements menstruels abondants et peuvent interférer avec la fertilité.

Fibromes Pédiculés :

• Les fibromes pédiculés sont attachés à l'utérus par une tige ou un pédicule.

• Ils peuvent être intramuraux, sous-séreux ou sous-muqueux, mais ont la particularité d'être connectés à l'utérus par une base ou une tige étroite.

• Ces fibromes peuvent parfois se tordre sur leur tige, provoquant des douleurs sévères.

Fibromes Cervicaux :

• Les fibromes cervicaux, comme leur nom l'indique, sont situés dans le col de l'utérus, la partie étroite et inférieure de l'utérus qui se connecte au vagin.

• Ils sont moins courants que d'autres types de fibromes et peuvent provoquer des symptômes tels que des douleurs ou une pression.

Fibromes Interstitiels ou Intracavitaires :

• Ces fibromes sont un sous-type de fibromes intramuraux qui s'étendent dans la cavité utérine.

• Ils peuvent affecter la fertilité et provoquer des saignements menstruels abondants.

Fibromes Parasitaires :

• Les fibromes parasitaires sont rares et résultent de la dégénérescence d'un fibrome plus important.

• Lorsqu'un fibrome se dégénère, il peut se diviser en plus petites excroissances qui peuvent se fixer à d'autres organes de la cavité pelvienne.

Il est important de noter que les symptômes des fibromes et les options de traitement peuvent varier en fonction de leur type, de leur taille et de leur emplacement. Certaines femmes atteintes de fibromes peuvent être asymptomatiques et ne pas nécessiter de traitement, tandis que d'autres peuvent ressentir un inconfort significatif, des saignements abondants, des problèmes de fertilité ou d'autres complications nécessitant une intervention médicale.

Causes Générales des Fibromes

La cause exacte des fibromes utérins, léiomyomes, ou myomes n'est pas entièrement comprise. Cependant, plusieurs facteurs et théories ont été proposés comme contributeurs potentiels au développement des fibromes. Il est important de noter que les fibromes sont complexes, avec plusieurs facteurs susceptibles de jouer un rôle. Les causes générales et les facteurs associés aux fibromes comprennent :

1. **Facteurs Hormonaux :** Les hormones, en particulier l'estrogène et la progestérone, semblent jouer un rôle significatif dans la croissance des fibromes. Ces hormones stimulent la croissance de la muqueuse utérine pendant

le cycle menstruel et peuvent contribuer à la croissance des fibromes. Les fibromes se développent pendant les années de reproduction d'une femme lorsque les niveaux hormonaux sont plus élevés.

2. **Génétique :** Il existe des preuves suggérant que la génétique et l'hérédité jouent un rôle dans le développement des fibromes. Les femmes ayant des antécédents familiaux de fibromes ont plus de chances d'en développer. Des mutations génétiques spécifiques peuvent également être associées à un risque accru.

3. **Race et Ethnie :** Certains groupes raciaux et ethniques, en particulier les femmes afro-américaines, ont une prévalence plus élevée de fibromes et peuvent éprouver des symptômes plus sévères. Les raisons de ces disparités ne sont pas claires mais peuvent impliquer des facteurs génétiques, hormonaux ou environnementaux.

4. **Âge et Changements Hormonaux :** Les fibromes sont plus courants chez les femmes en âge de procréer, généralement entre la fin de l'adolescence et le début de la cinquantaine. Ils ont tendance à diminuer après la ménopause lorsque les niveaux hormonaux diminuent.

5. **Obésité :** Des preuves suggèrent que l'obésité peut être associée à un risque accru de développer des fibromes, probablement en raison de l'influence de l'excès de graisse corporelle sur les niveaux hormonaux.

6. **Facteurs Alimentaires :** Bien que pas entièrement compris, le régime alimentaire peut également

jouer un rôle dans le développement des fibromes. La consommation d'une alimentation riche en viande rouge et en aliments transformés et pauvre en fruits et légumes peut être associée à un risque plus élevé.

7. **Produits Chimiques Perturbateurs Endocriniens :** L'exposition à des produits chimiques environnementaux qui imitent les hormones (perturbateurs endocriniens) peut influencer le développement des fibromes. Ces produits chimiques peuvent perturber l'équilibre hormonal du corps.

8. **Grossesse et Traitements Hormonaux :** Les femmes qui ont eu de multiples grossesses peuvent avoir un risque plus faible de développer des fibromes. Inversement, certains traitements hormonaux, tels que ceux utilisés pour la fertilité ou les symptômes de la ménopause, peuvent augmenter le risque de croissance des fibromes.

9. **Anomalies du Système Immunitaire :** Certains chercheurs explorent le rôle du système immunitaire et de l'inflammation dans le développement des fibromes. Des anomalies de la fonction immunitaire peuvent contribuer à la croissance des fibromes.

Il est important de souligner que l'interaction exacte de ces facteurs et leur contribution au développement des fibromes font toujours l'objet de recherches en cours. Toutes les femmes présentant des facteurs de risque ne développeront pas de fibromes ; certaines femmes sans facteurs de risque apparents peuvent en développer. De plus, de nombreuses femmes atteintes de fibromes restent asymptomatiques et n'ont pas besoin de traitement. La gestion des fibromes dépend souvent de la gravité des symptômes et des circonstances individuelles.

Symptômes Généraux des Fibromes

Les fibromes varient en taille et en emplacement dans l'utérus, entraînant de nombreux symptômes. Cependant, il est important de noter que de nombreuses femmes atteintes de fibromes ne présentent aucun symptôme. Lorsque des symptômes surviennent, ils peuvent inclure :

Changements Menstruels :

• Des saignements menstruels abondants (ménorragie) sont l'un des symptômes les plus courants. Les femmes atteintes de fibromes peuvent avoir des règles prolongées et abondantes pouvant entraîner une anémie.

• Des cycles menstruels irréguliers ou des saignements entre les règles.

Douleur Pelvienne et Pression :

• La douleur ou l'inconfort pelvien est un symptôme courant. Cette douleur peut varier de légère et terne à vive et sévère, en fonction de la taille et de l'emplacement des fibromes.

• Une sensation de plénitude ou de pression dans le bas de l'abdomen ou le pelvis.

Douleur Pelvienne Pendant les Rapports Sexuels :
Certaines femmes atteintes de fibromes peuvent ressentir de la douleur ou de l'inconfort pendant les rapports sexuels, en particulier si les fibromes appuient contre la paroi vaginale.

Envies Fréquentes d'Uriner :

• Des fibromes volumineux appuyant sur la vessie peuvent entraîner une augmentation de la fréquence urinaire ou une sensation de vidange incomplète de la vessie.

• Difficulté à vider la vessie.

Constipation et Ballonnements :

• Des fibromes appuyant sur le rectum peuvent entraîner une constipation et une sensation de ballonnement abdominal.

Douleurs au Dos ou aux Jambes :

• Des fibromes qui appuient sur les nerfs dans le dos peuvent provoquer des douleurs au dos ou aux jambes.

Abdomen Gonflé : Dans certains cas, surtout lorsque les fibromes sont nombreux ou volumineux, l'abdomen peut gonfler, donnant l'apparence d'une grossesse.

Problèmes de Fertilité et de Grossesse :

• Les fibromes peuvent affecter la fertilité en interférant avec l'implantation d'un œuf fécondé ou en bloquant les trompes de Fallope.

• Des complications pendant la grossesse, telles qu'un risque accru de fausse couche, de prématurité ou de nécessité d'une césarienne, peuvent survenir en présence de fibromes.

• Les fibromes peuvent également causer des problèmes avec les traitements de fertilité.

Infections des Voies Urinaires (IVU) : Les envies fréquentes d'uriner et la difficulté à vider la vessie peuvent augmenter le risque d'infections des voies urinaires.

Complications :

• Dans certains cas, les fibromes peuvent entraîner des complications telles que la dégénérescence, où l'approvisionnement sanguin du fibrome est compromis, provoquant des douleurs sévères.

• Rarement, un fibrome peut dépasser son approvisionnement sanguin, entraînant une nécrose (mort des tissus) et des douleurs abdominales sévères.

Il est important de se rappeler que toutes les femmes atteintes de fibromes ne présentent pas de symptômes, et la gravité des symptômes peut varier considérablement. Le type, la taille et l'emplacement des fibromes peuvent influencer les symptômes d'une femme.

Diagnostic et Traitement des Fibromes

Le diagnostic et le traitement des fibromes (fibromes utérins ou léiomyomes) impliquent une combinaison d'évaluation médicale, de tests diagnostiques et d'options thérapeutiques. L'approche du diagnostic et du traitement dépend de la gravité des symptômes, de la taille et de l'emplacement des fibromes, ainsi que de la santé générale et des préférences de la patiente. Voici un aperçu du diagnostic et du traitement des fibromes :

Diagnostic :

Antécédents Médicaux et Examen Physique : La première étape du diagnostic des fibromes consiste à discuter de vos symptômes et de votre historique médical avec un professionnel de la santé. Ils effectueront un examen physique, y compris un examen pelvien, pour évaluer la taille et l'emplacement de l'utérus et tout fibrome palpable.

Tests d'Imagerie :

• **Échographie** : L'échographie transvaginale ou abdominale est souvent utilisée pour visualiser l'utérus et les fibromes. Elle peut fournir des informations sur le nombre, la taille et l'emplacement des fibromes.

• **IRM (Imagerie par Résonance Magnétique)** : L'IRM fournit des images détaillées de l'utérus et des fibromes, ce qui peut aider à identifier plus précisément leur type et leur emplacement.

• **Hystérosonographie** : Dans cette procédure, du sérum physiologique est injecté dans l'utérus avant une échographie pour obtenir une vue plus claire des fibromes à l'intérieur de la cavité utérine.

Hystéroscopie : Une hystéroscopie peut être réalisée si des fibromes sous-muqueux (à l'intérieur de la cavité utérine) sont suspectés. Elle implique l'insertion d'un tube mince et éclairé avec une caméra (hystéroscope) à travers le col de l'utérus dans l'utérus pour visualiser directement la cavité utérine.

Biopsie : Dans de rares cas, un échantillon de tissu (biopsie) de la muqueuse utérine ou des fibromes peut être prélevé pour exclure d'autres affections.

Traitement : Le choix du traitement des fibromes dépend de plusieurs facteurs, dont la gravité des symptômes, la taille et l'emplacement des fibromes, l'âge de la patiente et son désir de fertilité. Les options de traitement peuvent aller de mesures conservatrices à une intervention chirurgicale :

Attente Vigilante : Si les fibromes sont petits et asymptomatiques ou si les symptômes sont légers, un professionnel de la santé peut recommander une surveillance sans intervention immédiate. Des examens réguliers et des tests d'imagerie peuvent être effectués pour suivre d'éventuels changements.

Médicaments :

• **Médicaments Hormonaux :** Des pilules contraceptives, des DIU hormonaux ou une thérapie hormonale peuvent être prescrits pour gérer les symptômes tels que les saignements abondants et la douleur.

• **Agonistes de la Gonadotrophine (GnRH) :** Ces médicaments créent un état temporaire similaire à la ménopause pour réduire la taille des fibromes et soulager les symptômes. Ils sont généralement utilisés pendant une courte période.

Procédures Minimales Invasives :

• **Embolisation des Artères Uterines (EAU) :** Cette procédure consiste à bloquer l'approvisionnement sanguin des fibromes, les faisant ainsi rétrécir.

• **Myomectomie :** La myomectomie est une intervention chirurgicale visant à enlever les fibromes tout en préservant l'utérus. C'est une option appropriée pour les femmes qui souhaitent conserver leur fertilité.

• **Myomectomie Hystéroscopique :** Cette procédure peu invasive retire les fibromes sous-muqueux de la cavité utérine.

Ablation Chirurgicale (Hystérectomie) : Une hystérectomie peut être recommandée dans les cas graves ou lorsque la fertilité n'est pas une préoccupation. Elle implique l'ablation de l'utérus et constitue un traitement définitif pour les fibromes.

Chirurgie par Ultrasons Focalisés (CUS) : Les ultrasons focalisés utilisent des ondes sonores de haute énergie pour chauffer et détruire les tissus des fibromes. C'est une procédure non invasive qui peut être une option pour certaines patientes.

Ablation de l'Endomètre : Cette procédure consiste à détruire la muqueuse utérine et est utilisée pour traiter les saignements menstruels abondants associés aux fibromes.

Myolyse : La myolyse est une procédure peu invasive qui implique la destruction des fibromes par la chaleur ou le froid.

Fibromes et Fertilité

Les fibromes utérins peuvent affecter la fertilité, mais l'ampleur de leur impact varie d'une femme à l'autre et dépend de plusieurs facteurs, notamment la taille, le nombre et l'emplacement des fibromes. Voici un aperçu de la manière dont les fibromes peuvent influencer la fertilité :

Emplacement des Fibromes :

• Les fibromes sous-muqueux se développent à l'intérieur de la cavité utérine et peuvent avoir un impact significatif sur la fertilité par rapport aux autres types. Ils peuvent perturber la muqueuse utérine, rendant difficile l'implantation d'un ovule fécondé ou le développement correct d'un embryon.

• Les fibromes intramuraux et sous-séreux (dans la paroi utérine ou à la surface externe) peuvent affecter la fertilité de manière moins directe. Cependant, des fibromes nombreux ou volumineux peuvent déformer la cavité utérine et potentiellement interférer avec la conception.

Taille et Nombre de Fibromes :

• La taille et le nombre de fibromes jouent un rôle dans leur impact sur la fertilité. Les fibromes volumineux, en particulier ceux qui déforment la cavité utérine, sont plus susceptibles d'interférer avec la fertilité.

• Plusieurs fibromes peuvent compliquer davantage les problèmes de fertilité.

Impact sur les Trompes de Fallope :

• Dans certains cas, les fibromes peuvent exercer une pression sur les trompes de Fallope ou les obstruer, empêchant l'ovule de rencontrer le sperme ou l'ovule fécondé de se déplacer vers l'utérus.

Modifications des Contractions Musculaires de l'Utérus :

• Les fibromes peuvent altérer les schémas normaux des contractions musculaires de l'utérus, affectant potentiellement le transport des spermatozoïdes et des embryons dans l'utérus.

Saignements Menstruels Abondants :

• Les fibromes peuvent provoquer des saignements menstruels abondants (ménorragie), pouvant conduire à l'anémie. L'anémie peut affecter la fertilité en perturbant l'équilibre hormonal nécessaire à l'ovulation et à l'implantation.

Douleur et Inconfort :

• Une douleur ou un inconfort sévère dû aux fibromes peut affecter les rapports sexuels et la qualité de vie globale, influant potentiellement sur la capacité ou le désir d'un couple de concevoir.

Complications de la Grossesse :

• Si une femme ayant des fibromes devient enceinte, la présence de fibromes peut augmenter le risque de complications, notamment une fausse couche, un accouchement prématuré et la nécessité d'une césarienne.

Traitement et Fertilité :

• L'impact des fibromes sur la fertilité peut souvent être géré par divers traitements et interventions, en fonction des circonstances individuelles.

• La myomectomie est une intervention chirurgicale qui élimine les fibromes tout en préservant l'utérus, en faisant une option appropriée pour les femmes souhaitant maintenir leur fertilité.

• D'autres procédures minimalement invasives, telles que la myomectomie hystéroscopique et l'embolisation des artères utérines, peuvent également être envisagées pour traiter les fibromes.

• Dans certains cas, des technologies de procréation assistée (ART), telles que la fécondation in vitro (FIV), peuvent être recommandées pour contourner la cavité utérine et améliorer les chances de conception.

Facteurs de Risque Liés aux Fibromes :

Plusieurs facteurs de risque peuvent augmenter la probabilité qu'une femme développe des fibromes utérins (léiomyomes). Il est important de noter qu'avoir un ou plusieurs facteurs de risque ne garantit pas qu'une femme développera des fibromes, et de nombreuses femmes sans facteurs de risque connus peuvent également les développer. Les facteurs de risque des fibromes incluent :

Âge et Race :

• Les fibromes sont le plus souvent diagnostiqués chez les femmes entre 30 et 40 ans, mais ils peuvent survenir à tout âge.

• Les femmes afro-américaines ont un risque plus élevé de développer des fibromes que les femmes d'autres groupes raciaux ou ethniques. Elles ont également tendance à développer des fibromes à un âge plus jeune et à avoir des symptômes plus graves.

Antécédents Familiaux :

• Avoir des antécédents familiaux de fibromes augmente le risque. Le risque est plus élevé si un parent proche (comme une mère ou une sœur) a ou a eu des fibromes.

Facteurs Hormonaux :

• Les œstrogènes et la progestérone, les deux hormones qui régulent le cycle menstruel, semblent influencer la croissance des fibromes. Les fibromes ont tendance à se développer pendant les années de reproduction lorsque les taux hormonaux sont plus élevés.

• Les changements hormonaux, tels que ceux survenant pendant la grossesse ou lors de l'utilisation de contraceptifs hormonaux, peuvent également affecter la croissance des fibromes.

Obésité :

• L'obésité est associée à un risque accru de fibromes. Un excès de poids corporel peut entraîner des déséquilibres hormonaux, ce qui peut contribuer au développement des fibromes.

Alimentation :

• Certains facteurs alimentaires ont été liés à un risque accru de fibromes. Les régimes riches en viande rouge et pauvres en fruits, légumes et fibres peuvent être associés à un risque plus élevé.

Début Précoce des Menstruations (Ménarche) :

• Commencer les règles à un jeune âge (avant 11 ans) peut augmenter le risque de développer des fibromes.

Facteurs de Mode de Vie :

• Des niveaux élevés de stress ou une exposition au stress chronique peuvent être un facteur de risque pour les fibromes, bien que la relation exacte ne soit pas entièrement comprise.

• Le manque d'activité physique et le comportement sédentaire peuvent également être associés à un risque accru.

Facteurs Reproductifs :

• Les femmes qui n'ont pas eu d'enfants (nullipares) peuvent avoir un risque légèrement plus élevé de développer des fibromes.

• Des antécédents d'infertilité ou des cycles menstruels prolongés (plus de sept jours) peuvent également être associés à un risque accru.

Facteurs Environnementaux :

• L'exposition à des facteurs environnementaux, y compris des produits chimiques perturbateurs endocriniens (comme ceux présents dans certains plastiques), peut jouer un rôle dans le développement des fibromes. Cependant, davantage de recherches sont nécessaires pour comprendre pleinement cette relation.

Il est essentiel de se rappeler que ces facteurs de risque ne signifient pas que vous développerez des fibromes. De nombreuses femmes présentant des facteurs de risque ne développent pas de fibromes, et de nombreuses femmes sans facteurs de risque connus peuvent en développer. Des examens réguliers et des discussions avec un professionnel de la santé peuvent aider à surveiller et à gérer les préoccupations liées aux fibromes si elles surviennent.

Les Fibromes et Leurs Complications :

Les fibromes utérins, également appelés léiomyomes ou myomes, sont des croissances non cancéreuses dans ou sur l'utérus. Bien que les fibromes ne causent souvent pas de problèmes significatifs et puissent passer inaperçus, ils peuvent parfois entraîner diverses complications et problèmes de santé. Voici quelques complications potentielles associées aux fibromes :

Problèmes Menstruels :

• **Hémorragie Menstruelle Abondante (Ménorragie) :** Les fibromes peuvent provoquer des règles abondantes et prolongées, conduisant à l'anémie (une faible numération des globules rouges) et à la fatigue.

• **Cycles Menstruels Irréguliers :** Les fibromes peuvent entraîner des cycles menstruels irréguliers ou des saignements entre les règles, y compris des cycles plus courts ou plus longs.

Douleurs Pelviennes et Inconfort :

• Les fibromes peuvent provoquer des douleurs pelviennes et une pression, en particulier s'ils sont gros ou situés à des endroits spécifiques dans l'utérus. Cette douleur peut être chronique et affecter la vie quotidienne.

Douleurs Pendant les Rapports Sexuels :

• Les fibromes peuvent entraîner des douleurs ou des inconforts pendant les rapports sexuels, en particulier s'ils appuient contre la paroi vaginale.

Problèmes de Fertilité :

• Les fibromes sous-muqueux (à l'intérieur de la cavité utérine) peuvent interférer avec la fertilité en bloquant les trompes de Fallope ou en perturbant l'implantation.

• Les fibromes intramuraux et sous-séreux peuvent également affecter la fertilité, en fonction de leur taille et de leur emplacement.

Complications Pendant la Grossesse :

• Les fibromes peuvent augmenter le risque de complications pendant la grossesse, notamment :

• **Fausse Couche :** Les fibromes peuvent interférer avec la capacité de l'embryon à s'implanter correctement.

• **Naissance Prématurée :** Les fibromes peuvent provoquer des contractions prématurées de l'utérus, entraînant un accouchement prématuré.

• **Césarienne (C-Section) :** De gros fibromes ou des fibromes obstruant le canal de naissance peuvent nécessiter une césarienne.

• **Abruption Placentaire :** Dans de rares cas, les fibromes peuvent augmenter le risque de décollement placentaire, où le placenta se détache de la paroi utérine avant l'accouchement.

Problèmes Urinaires et Intestinaux :

• Les gros fibromes peuvent appuyer contre la vessie, entraînant une envie fréquente d'uriner ou des difficultés à vider la vessie.

• Les fibromes peuvent également appuyer contre le rectum, provoquant une constipation ou des difficultés avec les selles.

Infertilité et Perte de Grossesse :

• Dans certains cas, les fibromes peuvent contribuer à l'infertilité et aux fausses couches récurrentes.

Dégénérescence et Douleur :

• Les fibromes peuvent subir une dégénérescence, un processus où l'approvisionnement sanguin du fibrome est compromis, entraînant une douleur et un inconfort sévères.

Complications Rares :

• Rarement, les fibromes peuvent entraîner des complications graves, telles que la nécrose (mort des tissus) ou des fibromes parasitaires (petits fibromes se détachant et se fixant sur d'autres organes dans le pelvis).

Impact sur la santé reproductive des femmes :

Les fibromes utérins, également appelés léiomyomes ou myomes, peuvent avoir un impact significatif sur la santé reproductive des femmes. L'étendue de cet impact dépend de plusieurs facteurs, notamment la taille, l'emplacement et le nombre de fibromes, ainsi que la santé globale de la femme et ses objectifs en matière de fertilité. Voici comment les fibromes peuvent affecter la santé reproductive :

Infertilité :

• Les fibromes sous-muqueux, qui se développent à l'intérieur de la cavité utérine, peuvent interférer avec la fertilité en bloquant les trompes de Fallope, en perturbant le processus d'implantation ou en modifiant la forme de la cavité utérine.

• Les fibromes intramuraux (ceux à l'intérieur de la paroi utérine) peuvent réduire la fertilité en affectant le déplacement des spermatozoïdes dans l'utérus.

Difficulté à Concevoir :

• Concevoir peut être difficile même lorsque les fibromes ne bloquent pas directement les trompes de Fallope ou n'interfèrent pas avec l'implantation. Cela peut être dû à des contractions utérines altérées ou à des changements dans l'environnement utérin.

Fausse Couche Récurrente :

• Les fibromes, en particulier les fibromes sous-muqueux, ont été associés à un risque accru de fausses couches récurrentes. Ils peuvent interférer avec l'implantation de l'embryon ou perturber la circulation sanguine vers la muqueuse utérine.

Risque accru de Complications Pendant la Grossesse :

• Les femmes ayant des fibromes ont un risque accru de diverses complications pendant la grossesse, notamment :

• **Naissance prématurée** : Les fibromes peuvent provoquer des contractions prématurées de l'utérus, entraînant un accouchement prématuré.

• **Césarienne (C-section)** : Les fibromes, en particulier ceux obstruant le canal de naissance ou causant des problèmes pendant le travail, peuvent nécessiter une césarienne.

• **Décollement placentaire** : Dans de rares cas, les fibromes peuvent augmenter le risque de décollement placentaire, où le placenta se détache de la paroi utérine avant l'accouchement.

Impact sur les Traitements de Fertilité :

• Les femmes subissant des traitements de fertilité, tels que la fécondation in vitro (FIV), peuvent connaître des taux de réussite réduits si elles ont des fibromes volumineux ou nombreux.

• L'ablation chirurgicale des fibromes avant les traitements de fertilité peut améliorer les résultats dans certains cas.

Distorsion de la Cavité Utérine :

• Les fibromes volumineux ou multiples peuvent déformer la forme de la cavité utérine. Cette distorsion peut affecter la fertilité et augmenter le risque de complications pendant la grossesse.

Il est important de noter que toutes les femmes atteintes de fibromes n'éprouveront pas de problèmes de fertilité ou de complications reproductives. De nombreuses femmes atteintes de fibromes peuvent concevoir et avoir des grossesses réussies. L'impact des fibromes sur la santé reproductive varie d'une personne à l'autre.

CHAPITRE DEUX

L'Approche Diététique des Fibromes

Bien qu'il n'existe pas de moyen garanti de prévenir les fibromes ou d'inverser complètement leurs symptômes uniquement par la nutrition, une alimentation saine et un mode de vie équilibré peuvent contribuer au bien-être général et aider à gérer les symptômes liés aux fibromes chez certaines femmes. Voici quelques approches diététiques et naturelles qui peuvent être envisagées :

Adopter une Alimentation Équilibrée :

• Optez pour une alimentation riche en fruits, légumes, céréales complètes et protéines maigres. Un régime alimentaire élevé en fibres peut contribuer à réguler les hormones et réduire l'inflammation, bénéficiant potentiellement aux femmes atteintes de fibromes.

Maintenir un Poids Santé :

• L'obésité est associée à un risque accru de fibromes et de symptômes plus sévères. Maintenir un poids santé grâce à une alimentation équilibrée et à l'exercice peut aider à gérer les problèmes liés aux fibromes.

Choisir des Aliments Anti-Inflammatoires :

• Intégrez des aliments aux propriétés anti-inflammatoires, tels que les poissons gras (saumon, maquereau), les noix, les graines de lin et l'huile d'olive, qui peuvent contribuer à réduire l'inflammation et soulager les symptômes.

Limiter la Consommation de Viande Rouge et d'Aliments Transformés :

• Une consommation élevée de viande rouge et d'aliments transformés a été associée à un risque accru de fibromes. Réduire votre consommation de ces aliments peut être bénéfique.

Contrôler les Niveaux d'Estrogène :

• L'estrogène joue un rôle dans la croissance des fibromes. Considérez la consommation d'aliments riches en phytoestrogènes, tels que les produits à base de soja (tofu, edamame), les graines de lin et les céréales complètes. Ces composés aident à équilibrer les niveaux d'estrogène dans le corps.

Incorporer des Aliments Riches en Fer :

• Si vous souffrez de saignements menstruels abondants dus aux fibromes, la consommation d'aliments riches en fer tels que les viandes maigres, les légumineuses et les légumes verts foncés peut aider à prévenir l'anémie.

Rester Hydraté :

• Boire beaucoup d'eau est essentiel pour la santé globale et peut aider à soulager les ballonnements et les inconforts associés aux fibromes.

Remèdes à Base de Plantes :

• Certains remèdes à base de plantes, tels que l'agnus-castus (Vitex agnus-castus) ou le chardon-Marie, ont été suggérés pour aider à réguler les hormones et potentiellement réduire les symptômes. Consultez un professionnel de la santé avant d'utiliser des remèdes à base de plantes, surtout si vous avez des problèmes de santé sous-jacents ou si vous prenez des médicaments.

Réduire la Caféine et l'Alcool :

• Limiter la consommation de caféine et d'alcool peut aider à gérer les symptômes des fibromes, car ces substances peuvent contribuer à la douleur pelvienne et aggraver les saignements abondants.

Gérer le Stress :

• Le stress chronique peut affecter l'équilibre hormonal et aggraver les symptômes des fibromes. Intégrez des techniques de réduction du stress telles que le yoga, la méditation ou la pleine conscience dans votre routine quotidienne.

La base scientifique du régime anti-fibrome

La justification scientifique d'inclure des composants alimentaires spécifiques dans la gestion et la prévention des fibromes repose sur leur potentiel à influencer l'équilibre hormonal, réduire l'inflammation et améliorer la santé globale. Voici quelques stratégies alimentaires avec leur base scientifique et des exemples :

Un Régime Riche en Fibres :

• **Base Scientifique :** Un régime riche en fibres peut aider à réguler les hormones, en particulier l'estrogène, qui peut contribuer à la croissance des fibromes. Les fibres aident le corps à excréter l'excès d'estrogène en le liant dans le tractus digestif et facilitant son élimination.

• **Exemples :** Incluez des aliments tels que les céréales complètes (avoine, riz brun, quinoa), les légumineuses (haricots, lentilles), les fruits (baies, pommes, oranges) et les légumes (brocoli, chou frisé, épinards) dans votre alimentation.

Aliments aux Propriétés Anti-Inflammatoires :

• **Base Scientifique :** L'inflammation chronique peut jouer un rôle dans le développement et la croissance des fibromes. La consommation d'aliments anti-inflammatoires peut aider à réduire l'inflammation et soulager les symptômes.

• **Exemples :** Intégrez des aliments riches en acides gras oméga-3 (poissons gras comme le saumon, noix, graines de chia), en antioxydants (baies, tomates, épinards) et en épices anti-inflammatoires (curcuma, gingembre) dans vos repas.

Consommation d'Aliments Riches en Fer :

• **Base Scientifique :** Les saignements menstruels abondants associés aux fibromes peuvent entraîner une anémie par carence en fer. Les aliments riches en fer peuvent aider à reconstituer les réserves de fer et prévenir l'anémie.

• **Exemples :** Incluez des viandes maigres (poulet, dinde), du poisson, du tofu, des haricots, des lentilles, des céréales enrichies et des légumes à feuilles vertes foncées (épinards, chou frisé).

Remèdes à Base de Plantes (Agnus-Castus et Chardon-Marie) :

• **Base Scientifique :** Certains remèdes à base de plantes ont été suggérés pour aider à réguler les hormones et soutenir la fonction hépatique, ce qui peut affecter le métabolisme hormonal et réduire potentiellement les symptômes des fibromes.

• **Agnus-Castus (Vitex agnus-castus) :** L'agnus-castus est traditionnellement utilisé pour équilibrer les hormones en agissant sur l'hypophyse et en influençant le cycle menstruel. Certaines études ont suggéré des avantages potentiels dans la réduction des symptômes du syndrome prémenstruel (SPM).

• **Chardon-Marie :** Le chardon-Marie est connu pour ses

propriétés protectrices du foie. Un foie sain est essentiel pour le métabolisme et l'équilibre hormonal.

• **Remarque** : Bien que ces remèdes à base de plantes aient une utilisation anecdote et traditionnelle pour l'équilibre hormonal, les preuves scientifiques de leur efficacité dans la prévention ou le traitement des fibromes sont limitées. Il est crucial de consulter un professionnel de la santé avant d'utiliser des remèdes à base de plantes, car ils peuvent interagir avec des médicaments ou avoir des contre-indications pour des conditions spécifiques.

Il est important de souligner que les stratégies alimentaires seules ne peuvent pas complètement prévenir ou inverser les fibromes, surtout dans le cas de fibromes importants ou symptomatiques. Ces approches nutritionnelles complémentaires aident à gérer les symptômes et à promouvoir la santé globale.

Plans de repas et recettes adaptés à la gestion des fibromes

La création d'un plan de repas de 30 jours pour la gestion des fibromes, basé sur un régime riche en fibres, en aliments aux propriétés anti-inflammatoires et en aliments riches en fer, peut être bénéfique pour soutenir la santé globale. Les changements alimentaires seuls ne peuvent pas éliminer complètement les fibromes, mais ils peuvent aider à gérer les symptômes et à promouvoir le bien-être. Voici un exemple de plan de repas de 30 jours :

Semaine 1 :

Aliments riches en fibres

Jour 1 :

• **Petit-déjeuner** : Flocons d'avoine overnight avec des baies et des graines de chia.

- **Déjeuner** : Salade de quinoa avec des légumes mixtes et des pois chiches.

- **Collation** : Yaourt grec avec du miel et des amandes.

- **Dîner** : Saumon au four avec du brocoli cuit à la vapeur et du riz brun.

Jour 2 :

- **Petit-déjeuner** : Toast de grains entiers avec du beurre d'amande et une banane tranchée.

- **Déjeuner** : Soupe de lentilles avec une salade d'accompagnement.

- **Collation** : Bâtonnets de carotte avec du houmous.

- **Dîner** : Blanc de poulet grillé avec des patates douces rôties et des asperges.

Jour 3 :

- **Petit-déjeuner** : Omelette aux épinards et aux champignons.

- **Déjeuner** : Sautée de haricots mélangés et de légumes avec du riz brun.

- **Collation** : Noix mélangées et fruits secs.

- **Dîner** : Cabillaud au four avec du quinoa et des épinards cuits à la vapeur.

Jour 4 :

- **Petit-déjeuner** : Smoothie aux épinards, banane, lait d'amande et graines de lin.

- **Déjeuner** : Pâtes de grains entiers avec sauce tomate, épinards et poulet grillé.

- **Collation** : Pomme tranchée avec du beurre de cacahuète.

- **Dîner** : Curry de tofu et de légumes avec du riz brun.

Jour 5 :

• **Petit-déjeuner** : Parfait au yaourt grec avec granola et baies mélangées.

• **Déjeuner** : Burrito aux haricots noirs et aux légumes avec une tortilla de blé entier.

• **Collation** : Bâtonnets de céleri avec du fromage à la crème.

• **Dîner** : Crevettes grillées avec du quinoa et des choux de Bruxelles rôtis.

Semaine 2 : Aliments aux propriétés anti-inflammatoires

Jour 6 :

• **Petit-déjeuner** : Smoothie aux baies, épinards et graines de lin.

• **Déjeuner** : Salade d'épinards et de chou frisé avec saumon grillé.

• **Collation** : Edamame avec du sel de mer.

• **Dîner** : Poulet au four avec du quinoa et du brocoli cuit à la vapeur.

Jour 7 :

• **Petit-déjeuner** : Pudding de graines de chia avec mangue et flocons de noix de coco.

• **Déjeuner** : Curry de lentilles et de légumes avec du riz brun.

• **Collation** : Concombre tranché avec de la sauce tzatziki.

• **Dîner** : Burger de dinde grillé avec une salade d'accompagnement.

Jour 8 :

• **Petit-déjeuner** : Gaufres de grains entiers avec du beurre d'amande et des fraises fraîches.

• **Déjeuner** : Sautée de pois chiches et de légumes avec du tofu.

- **Collation** : Noix mélangées et baies.
- **Dîner** : Cabillaud au four avec du quinoa et du chou frisé sauté.

Semaine 3 : Consommation d'aliments riches en fer

Jour 9 :

- **Petit-déjeuner** : Omelette aux épinards et à la feta.
- **Déjeuner** : Soupe de lentilles avec une salade d'épinards et de noix.
- **Collation** : Poivrons rouges tranchés avec du houmous.
- **Dîner** : Blanc de poulet grillé avec du quinoa et des épinards cuits à la vapeur.

Jour 10 :

- **Petit-déjeuner** : Smoothie avec du chou frisé, une banane, du lait d'amande et des graines de chia.
- **Déjeuner** : Salade de quinoa avec des betteraves rôties et un steak grillé.
- **Collation** : Pomme tranchée avec du beurre d'amande.
- **Dîner** : Saumon au four avec du quinoa et des asperges.

Jour 11 :

- **Petit-déjeuner** : Parfait au yaourt grec avec granola et abricots secs.
- **Déjeuner** : Bol de burrito aux haricots noirs et légumes avec de l'avocat.
- **Collation** : Noix mélangées et canneberges séchées.
- **Dîner** : Curry de tofu et de légumes avec du riz brun.

Jour 12 :

- **Petit-déjeuner** : Gaufres de grains entiers avec du beurre d'amande et des myrtilles fraîches.

• **Déjeuner** : Sautée de pois chiches et de légumes avec du tofu. • **Collation** : Concombre tranché avec de la sauce tzatziki.

• **Dîner** : Burger de dinde grillé avec une salade d'accompagnement.

Jour 13 :

• **Petit-déjeuner** : Pudding de graines de chia avec des baies mélangées et des noix hachées.

• **Déjeuner** : Salade d'épinards et de chou frisé avec des crevettes grillées.

• **Collation** : Edamame avec du sel de mer.

• **Dîner** : Poulet au four avec du quinoa et du chou frisé sauté.

Jour 14 :

• **Petit-déjeuner** : Smoothie aux baies et aux épinards avec des graines de lin.

• **Déjeuner** : Curry de lentilles et de légumes avec du riz brun.

• **Collation** : Poivrons rouges tranchés avec du houmous.

• **Dîner** : Cabillaud grillé avec du quinoa et des brocolis cuits à la vapeur.

Jour 15 :

• **Petit-déjeuner** : Parfait au yaourt grec avec granola et baies mélangées.

• **Déjeuner** : Bol de burrito aux haricots noirs et légumes avec de l'avocat.

• **Collation** : Pomme tranchée avec du beurre d'amande.

• **Dîner** : Sautée de tofu et de légumes avec du riz brun.

Jour 16 :

• **Petit-déjeuner** : Omelette aux épinards et à la feta.

• **Déjeuner** : Soupe de lentilles avec une salade d'épinards et de noix.

• **Collation** : Concombre tranché avec de la sauce tzatziki.

• **Dîner** : Blanc de poulet grillé avec du quinoa et des épinards cuits à la vapeur.

Jour 17 :

• **Petit-déjeuner** : Smoothie avec du chou frisé, une banane, du lait d'amande, et des graines de chia.

• **Déjeuner** : Salade de quinoa avec des betteraves rôties et un steak grillé.

• **Collation** : Noix mélangées et canneberges séchées.

• **Dîner** : Saumon au four avec du quinoa et des asperges.

Jour 18 :

• **Petit-déjeuner** : Gaufres de grains entiers avec du beurre d'amande et des fraises fraîches.

• **Déjeuner** : Sautée de pois chiches et de légumes avec du tofu.

• **Collation** : Noix mélangées et fruits secs.

• **Dîner** : Cabillaud au four avec du quinoa et du chou frisé sauté.

Jour 19 :

• **Petit-déjeuner** : Pudding de graines de chia avec des baies mélangées et des noix hachées.

• **Déjeuner** : Salade d'épinards et de chou frisé avec des crevettes grillées.

• **Collation** : Edamame avec du sel de mer.

• **Dîner** : Burger de dinde grillé avec une salade d'accompagnement.

Jour 20 :

• **Petit-déjeuner :** Smoothie aux baies et aux épinards avec des graines de lin.

• **Déjeuner :** Curry de lentilles et de légumes avec du riz brun.

• **Collation :** Poivrons rouges tranchés avec du houmous.

• **Dîner :** Poulet grillé avec du quinoa et du brocoli sauté.

Jour 21 :

• **Petit-déjeuner :** Parfait au yaourt grec avec du granola et des baies mélangées.

• **Déjeuner :** Bol de burrito aux haricots noirs et légumes avec de l'avocat.

• **Collation :** Pomme tranchée avec du beurre d'amande.

• **Dîner :** Sautée de tofu et de légumes avec du riz brun.

Jour 22 :

• **Petit-déjeuner :** Smoothie avec du chou frisé, une banane, du lait d'amande et des graines de chia.

• **Déjeuner :** Salade de quinoa avec des betteraves rôties et un steak grillé.

• **Collation :** Noix mélangées et canneberges séchées.

• **Dîner :** Saumon au four avec du quinoa et des asperges.

Jour 23 :

• **Petit-déjeuner :** Gaufres de grains entiers avec du beurre d'amande et des fraises fraîches.

• **Déjeuner :** Sautée de pois chiches et de légumes avec du tofu.

• **Collation :** Noix mélangées et fruits secs.

• **Dîner :** Cabillaud au four avec du quinoa et du chou frisé sauté.

Jour 24 :

• **Petit-déjeuner** : Pudding de graines de chia avec des baies mélangées et des noix hachées.

• **Déjeuner** : Salade d'épinards et de chou frisé avec des crevettes grillées.

• **Collation** : Edamame avec du sel de mer.

• **Dîner** : Burger de dinde grillé avec une salade d'accompagnement.

Jour 25 :

• **Petit-déjeuner** : Smoothie aux baies et aux épinards avec des graines de lin.

• **Déjeuner** : Curry de lentilles et de légumes avec du riz brun.

• **Collation** : Poivrons rouges tranchés avec du houmous.

• **Dîner** : Poulet grillé avec du quinoa et du brocoli sauté.

Jour 26 :

• **Petit-déjeuner** : Parfait au yaourt grec avec granola et baies mélangées.

• **Déjeuner** : Bol de burrito aux haricots noirs et légumes avec de l'avocat.

• **Collation** : Pomme tranchée avec du beurre d'amande.

• **Dîner** : Sautée de tofu et de légumes avec du riz brun.

Jour 27 :

• **Petit-déjeuner** : Omelette aux épinards et à la feta.

• **Déjeuner** : Soupe de lentilles avec une salade d'épinards et de noix.

• **Collation** : Concombre tranché avec de la sauce tzatziki.

• **Dîner** : Blanc de poulet grillé avec du quinoa et des

épinards cuits à la vapeur.

Jour 28 :

• **Petit-déjeuner :** Smoothie avec du chou frisé, une banane, du lait d'amande et des graines de chia.

• **Déjeuner :** Salade de quinoa avec des betteraves rôties et un steak grillé.

• **Collation :** Noix mélangées et canneberges séchées.

• **Dîner :** Saumon au four avec du quinoa et des asperges.

Jour 29 :

• **Petit-déjeuner :** Gaufres de grains entiers avec du beurre d'amande et des fraises fraîches.

• **Déjeuner :** Sautée de pois chiches et de légumes avec du tofu.

• **Collation :** Noix mélangées et fruits secs.

• **Dîner :** Cabillaud au four avec du quinoa et du chou frisé sauté.

Jour 30 :

• **Petit-déjeuner :** Pudding de graines de chia avec des baies mélangées et des noix hachées.

• **Déjeuner :** Salade d'épinards et de chou frisé avec des crevettes grillées.

• **Collation :** Edamame avec du sel de mer.

• **Dîner**

: Burger de dinde grillé avec une salade d'accompagnement.

CHAPITRE TROIS

Recettes de régime pour la gestion des fibromes

Aliments riches en fibres :

Salade de quinoa et haricots noirs

Ingrédients : Pour la salade :

• 1 tasse de quinoa

• 2 tasses d'eau ou de bouillon de légumes

• 1 boîte (15 oz) de haricots noirs, égouttés et rincés

• 1 tasse de tomates cerises, coupées en deux

• 1 tasse de concombre, coupé en dés

• 1/2 tasse de poivron rouge, coupé en dés

• 1/4 tasse d'oignon rouge, finement haché

• 1/4 tasse de coriandre fraîche, hachée

• 1/4 tasse de persil frais, haché Pour la vinaigrette :

• 3 cuillères à soupe d'huile d'olive extra-vierge

• 2 cuillères à soupe de jus de citron vert frais

• 1 cuillère à café de cumin moulu

• 1/2 cuillère à café de poudre de chili

• Sel et poivre noir, selon le goût

Instructions :

Cuisson du quinoa :

• Rincez abondamment le quinoa à l'eau froide à l'aide d'une passoire à mailles fines.

• Dans une casserole moyenne, mélangez le quinoa et l'eau ou le bouillon de légumes.

• Portez à ébullition, puis réduisez le feu, couvrez et laissez mijoter pendant environ 15 minutes ou jusqu'à ce que le liquide soit absorbé.

• Retirez du feu et laissez reposer, couvert, pendant 5 minutes. Ensuite, égrenez le quinoa à la fourchette et laissez-le refroidir.

Préparation de la vinaigrette :

• Dans un petit bol, fouettez l'huile d'olive, le jus de citron vert, le cumin moulu, la poudre de chili, le sel et le poivre noir. Mettez de côté.

Assemblez la salade :

• Dans un grand saladier, mélangez le quinoa cuit et refroidi, les haricots noirs, les tomates cerises, le concombre, le poivron rouge, l'oignon rouge, la coriandre et le persil.

Assaisonnez la salade :

• Versez la vinaigrette sur les ingrédients de la salade dans le saladier.

Mélangez et laissez reposer :

• Mélangez doucement tous les ingrédients jusqu'à ce qu'ils soient bien combinés et uniformément enrobés de vinaigrette.

• Placez la salade au réfrigérateur pendant au moins 30 minutes pour permettre aux saveurs de se mêler.

Servez :

• Servez la salade de quinoa et haricots noirs bien fraîche.

Informations nutritionnelles (par portion) :

• Calories : 350 kcal

• Glucides : 55 g

• Protéines : 12 g

• Lipides : 10 g

• Fibres : 10 g

• Sucre : 3 g

• Vitamine C : 47 % VQ

• Fer : 23 % VQ

Smoothie Bowl aux Baies et Épinards

Ingrédients :

Pour le Smoothie Bowl :

• 1 tasse de feuilles d'épinards fraîches

• 1 banane congelée

• 1/2 tasse de baies mélangées congelées (fraises, myrtilles, framboises)

• 1/2 tasse de yaourt grec nature

• 1/4 tasse de lait d'amande non sucré (ou votre lait préféré)

• 1 cuillère à soupe de graines de chia

• 1 cuillère à soupe de miel ou sirop d'érable (facultatif, pour la douceur)

• Glaçons (facultatif, pour l'épaisseur désirée)

Pour les Garnitures :

• Baies fraîches tranchées (fraises, myrtilles, framboises)

• Banane tranchée

• Granola

• Noix hachées (amandes, noix)

• Filet de miel ou sirop d'érable (facultatif)

Instructions :

Préparez le Smoothie :

• Dans un mixeur, ajoutez les épinards frais, la banane congelée, les baies mélangées congelées, le yaourt grec, le lait d'amande, les graines de chia, et le miel ou le sirop d'érable (si utilisé).

• Mixez jusqu'à obtention d'une texture lisse et crémeuse. Si le mélange est trop épais, vous pouvez ajouter quelques glaçons et mixer à nouveau jusqu'à obtenir la consistance souhaitée.

Servez dans un Bol :

• Versez le mélange de smoothie dans un bol.

Ajoutez les Garnitures :

• Garnissez le smoothie bowl de baies fraîches tranchées, de banane tranchée, de granola et de noix hachées.

Arrosez de Sucre (Facultatif) :

• Si vous préférez plus de douceur, vous pouvez arroser légèrement de miel ou de sirop d'érable sur les garnitures.

Dégustez Immédiatement :

• Servez votre Smoothie Bowl aux Baies et Épinards immédiatement, tant qu'il est frais et froid.

Informations nutritionnelles (par portion, sans édulcorant facultatif) :

- Calories : 300 kcal
- Glucides : 56 g
- Protéines : 14 g
- Lipides : 6 g
- Fibres : 10 g
- Sucre : 24 g
- Vitamine C : 70 % VQ
- Calcium : 20 % VQ
- Fer : 8 % VQ

Curry de Lentilles et Légumes

Ingrédients :

Pour le Curry :

- 1 tasse de lentilles vertes ou brunes séchées, rincées et égouttées
- 2 tasses d'eau
- 2 cuillères à soupe d'huile d'olive
- 1 oignon moyen, finement haché
- 3 gousses d'ail, hachées
- 1 morceau de gingembre frais de 2,5 cm, râpé
- 1 poivron, coupé en dés (de n'importe quelle couleur)
- 1 carotte moyenne, coupée en dés
- 1 courgette, coupée en dés
- 1 boîte (14 oz) de tomates en dés
- 1 boîte (14 oz) de lait de coco
- 2 cuillères à soupe de poudre de curry

- 1 cuillère à café de cumin moulu
- 1/2 cuillère à café de curcuma moulu
- 1/2 cuillère à café de coriandre moulue
- 1/4 cuillère à café de poivre de Cayenne (ajuster selon le goût épicé désiré)
- Sel et poivre noir, au goût
- Feuilles de coriandre fraîche, pour la garniture Pour Servir :
- Riz complet ou quinoa cuit Instructions :

Cuisson des Lentilles :

- Dans une casserole moyenne, combinez les lentilles rincées et l'eau. Portez à ébullition, puis réduisez le feu à bas, couvrez, et laissez mijoter pendant environ 20-25 minutes ou jusqu'à ce que les lentilles soient tendres mais pas trop cuites. Égouttez tout excès d'eau et mettez de côté.

Sauter les Aromates :

- Dans une grande poêle ou une cocotte, chauffez l'huile d'olive à feu moyen. Ajoutez l'oignon haché et faites sauter pendant environ 2-3 minutes jusqu'à ce qu'il devienne translucide.

- Ajoutez l'ail haché et le gingembre râpé, et faites sauter pendant 1-2 minutes supplémentaires jusqu'à ce que cela devienne parfumé.

Ajout des Légumes :

- Incorporez le poivron, la carotte et la courgette coupés en dés. Faites cuire pendant environ 5-7 minutes jusqu'à ce que les légumes commencent à ramollir.

Épices et Tomates :

- Ajoutez la poudre de curry, le cumin moulu, le curcuma

moulu, la coriandre moulue, le poivre de Cayenne, le sel et le poivre noir. Remuez bien pour enrober les légumes des épices.

• Versez les tomates en dés (avec leur jus) et faites cuire pendant encore 5 minutes, permettant aux saveurs de se mélanger.

Lait de Coco et Lentilles :

• Versez le lait de coco et les lentilles cuites. Remuez pour bien mélanger tous les ingrédients.

• Laissez mijoter le curry pendant environ 10-15 minutes, en remuant de temps en temps, pour permettre aux saveurs de se mélanger et à la sauce de s'épaissir.

Ajuster l'Assaisonnement :

• Goûtez le curry et ajustez l'assaisonnement avec du sel, du poivre ou des épices supplémentaires selon votre goût.

Service :

• Servez le Curry de Lentilles et Légumes chaud sur du riz complet ou du quinoa cuit.

Informations nutritionnelles (par portion, sans riz/quinoa) :

• Calories : 270 kcal

• Glucides : 32g

• Protéines : 10g

• Lipides : 13g

• Fibres : 12g

• Sucre : 5g

• Vitamine C : 45 % VQ

• Fer : 25 % VQ

Sauté de Pois Chiches et Légumes

Ingrédients : Pour le Sauté :

• 1 boîte (15 oz) de pois chiches, égouttés et rincés

• 2 tasses de légumes variés (fleurons de brocoli, poivrons, pois mange-tout, carottes, etc.), hachés

• 1 cuillère à soupe d'huile d'olive ou d'huile de sésame

• 2 gousses d'ail, hachées

• 1 morceau de gingembre frais de 2,5 cm, râpé

• 1/4 tasse de sauce soja pauvre en sodium ou de tamari (pour une option sans gluten)

• 1 cuillère à soupe de miel ou de sirop d'érable (en option, pour la douceur)

• Flocons de piment rouge (en option, pour le piquant)

• Sel et poivre noir, au goût

• Feuilles de coriandre fraîche, pour la garniture

• Graines de sésame, pour la garniture Pour Servir :

• Riz complet cuit ou quinoa Instructions :

Préparer la Sauce :

• Dans un petit bol, fouetter ensemble la sauce soja pauvre en sodium ou le tamari, le miel ou le sirop d'érable (si utilisé), et les flocons de piment rouge (si désiré). Mettez la sauce de côté.

Faire Sauter l'Ail et le Gingembre :

• Dans une grande poêle ou un wok, chauffez l'huile d'olive ou l'huile de sésame à feu moyen-élevé.

• Ajoutez l'ail haché et le gingembre râpé. Faites sauter pendant environ 1-2 minutes jusqu'à ce que cela devienne parfumé.

Ajouter les Légumes :

• Ajoutez les légumes variés hachés à la poêle. Faites sauter pendant environ 5-7 minutes, ou jusqu'à ce que les légumes commencent à devenir tendres mais restent croquants.

Incorporer les Pois Chiches :

• Ajoutez les pois chiches égouttés et rincés à la poêle avec les légumes. Remuez pour bien mélanger.

Verser la Sauce :

• Versez la sauce préparée sur le mélange de légumes et pois chiches dans la poêle.

Sauter :

• Continuez à sauter le mélange pendant encore 2-3 minutes, en vous assurant que la sauce enrobe uniformément les légumes et les pois chiches.

Assaisonner et Garnir :

• Assaisonnez avec du sel et du poivre noir selon votre goût.

• Garnissez le sauté de feuilles de coriandre fraîche et de graines de sésame.

Servir :

• Servez le Sauté de Pois Chiches et Légumes chaud sur du riz complet cuit ou du quinoa.

Informations nutritionnelles (par portion, sans riz/quinoa) :

• Calories : 230 kcal

• Glucides : 36g

- Protéines : 9g
- Lipides : 6g
- Fibres : 8g
- Sucre : 8g
- Vitamine C : 65 % VQ
- Fer : 20 % VQ

Flocons d'Avoine aux Baies Fraîches

Ingrédients :

Pour les Flocons d'Avoine :

- 1 tasse de flocons d'avoine à l'ancienne
- 2 tasses d'eau
- Une pincée de sel
- 1/2 tasse de lait d'amande (ou votre lait préféré)
- 1 cuillère à soupe de miel ou de sirop d'érable (en option, pour la douceur)
- 1/2 cuillère à café d'extrait de vanille (en option)
- Baies fraîches (fraises, myrtilles, framboises) pour garnir
- Banane tranchée pour garnir (en option)
- Noix hachées (amandes, noix) pour garnir (en option)

Instructions :

Cuire les Flocons d'Avoine :

- Dans une casserole moyenne, mélangez les flocons

d'avoine, l'eau et une pincée de sel.

• Portez le mélange à ébullition à feu moyen-élevé, puis réduisez le feu à bas, couvrez et laissez mijoter pendant environ 5 minutes, en remuant de temps en temps.

• Ajoutez plus d'eau ou de lait si nécessaire pour atteindre la consistance désirée.

Sucrer et Parfumer :

• Incorporez le lait d'amande, le miel ou le sirop d'érable (si utilisé) et l'extrait de vanille (si utilisé). Mélangez bien.

Servir :

• Versez les flocons d'avoine dans des bols de service.

Ajouter les Garnitures :

• Garnissez les flocons d'avoine de baies fraîches, de rondelles de banane (si désiré) et de noix hachées (si désiré).

Savourer :

• Servez vos Flocons d'Avoine aux Baies Fraîches chauds et dégustez un petit-déjeuner sain.

Informations nutritionnelles (par portion, sans édulcorant facultatif et garnitures) :

• Calories : 150 kcal

• Glucides : 28g

• Protéines : 4g

• Lipides : 3g

• Fibres : 4g

• Sucre : 1g

• Vitamine C : 10 % VQ

• Calcium : 8 % VQ

• Fer : 10 % VQ

Pâtes Intégrales aux Tomates et Épinards

Ingrédients : Pour les Pâtes :

• 225 g de pâtes complètes (comme des penne de blé entier)

• Sel pour l'eau des pâtes

Pour la Sauce :

• 2 cuillères à soupe d'huile d'olive

• 2 gousses d'ail, hachées

• 1 boîte de tomates en dés (14 oz)

• 1 cuillère à café de basilic séché

• 1 cuillère à café d'origan séché

• Sel et poivre noir, selon le goût

Pour les Épinards :

• 4 tasses de feuilles d'épinards fraîches, lavées et hachées

• 1/4 tasse de bouillon de légumes ou d'eau

Garnitures Optionnelles :

• Parmesan râpé (si désiré)

• Flocons de piment rouge (pour un peu de piquant, si désiré) Instructions :

Cuire les Pâtes :

• Portez une grande casserole d'eau salée à ébullition. Ajoutez les pâtes complètes et faites-les cuire selon les instructions sur l'emballage jusqu'à ce qu'elles soient al dente. Égouttez et mettez de côté.

Préparer la Sauce :

• Dans une grande poêle, chauffez l'huile d'olive à feu moyen. Ajoutez l'ail haché et faites revenir pendant environ 1 minute jusqu'à ce qu'il soit parfumé.

• Incorporez les tomates en dés (avec leur jus), le basilic séché, l'origan séché, le sel et le poivre noir. Faites cuire pendant environ 5-7 minutes, laissant les saveurs se mêler et la sauce épaissir légèrement.

Cuire les Épinards :

• Dans la même poêle, ajoutez les épinards frais hachés et le bouillon de légumes (ou l'eau). Faites cuire pendant environ 2-3 minutes, en remuant de temps en temps, jusqu'à ce que les épinards flétrissent et deviennent tendres.

Combiner Pâtes et Sauce :

• Ajoutez les pâtes complètes cuites et égouttées à la poêle avec le mélange de tomates et d'épinards. Remuez pour bien enrober les pâtes de la sauce.

Servir :

• Servez vos Pâtes Intégrales aux Tomates et Épinards chaudes.

Garnitures Optionnelles :

• Si désiré, garnissez les pâtes de Parmesan râpé et de flocons de piment rouge pour plus de saveur et de piquant.

Informations nutritionnelles (par portion, sans les garnitures optionnelles) :

- Calories : 300 kcal
- Glucides : 54g
- Protéines : 11g
- Lipides : 7g
- Fibres : 9g
- Sucre : 5g
- Vitamine A : 80% VQ
- Vitamine C : 30% VQ
- Fer : 15% VQ

Soupe Brocoli et Chou Frisé

Ingrédients :

Pour la Soupe :

- 2 tasses de bouquets de brocoli (frais ou surgelé)
- 2 tasses de feuilles de chou frisé frais, tiges enlevées et hachées
- 1 oignon, haché
- 2 gousses d'ail, hachées
- 4 tasses de bouillon de légumes à faible teneur en sodium
- 1 tasse de pommes de terre coupées en dés
- 1/2 tasse de céleri, haché
- 1/2 tasse de carottes, hachées
- 1/2 cuillère à café de thym séché
- Sel et poivre noir, selon le goût
- 2 cuillères à soupe d'huile d'olive

Pour la Garniture (Optionnelle) :

• Yogourt grec ou yogourt de coco (pour une option sans produits laitiers)

• Persil ou ciboulette fraîchement haché

Instructions :

Faire Revenir l'Oignon et l'Ail :

• Dans une grande casserole, chauffez l'huile d'olive à feu moyen. Ajoutez l'oignon haché et faites revenir pendant environ 3 à 4 minutes jusqu'à ce qu'il devienne translucide.

• Incorporez l'ail haché et faites cuire pendant 1 à 2 minutes de plus jusqu'à ce qu'il soit parfumé.

Ajouter les Légumes :

• Ajoutez les pommes de terre coupées en dés, le céleri et les carottes à la casserole. Faites sauter pendant environ 5 minutes pour ramollir légèrement les légumes.

Verser le Bouillon :

• Versez le bouillon de légumes à faible teneur en sodium et portez le mélange à ébullition.

Laisser Simmer avec les Assaisonnements :

• Réduisez le feu à bas, ajoutez le thym séché, le sel et le poivre noir. Couvrez et laissez mijoter pendant environ 10 à 15 minutes jusqu'à ce que les légumes soient tendres.

Ajouter le Brocoli et le Chou Frisé :

• Ajoutez les bouquets de brocoli et le chou frisé haché à la casserole. Cuisez pendant 5 à 7 minutes supplémentaires jusqu'à ce que le brocoli et le chou frisé soient tendres.

Mixer la Soupe :

• À l'aide d'un mixeur plongeant ou d'un mixeur sur pied

(en plusieurs lots), mixez soigneusement la soupe jusqu'à ce qu'elle soit lisse et crémeuse. Soyez prudent avec les liquides chauds.

Ajuster l'Assaisonnement :

• Goûtez la soupe et ajustez l'assaisonnement avec du sel et du poivre si nécessaire.

Servir :

• Louchez la Soupe Brocoli et Chou Frisé dans des bols.

Garniture (Optionnelle) :

• Si désiré, garnissez chaque portion d'une cuillerée de yogourt grec ou de yogourt de coco et saupoudrez de persil ou de ciboulette fraîchement haché.

Informations nutritionnelles (par portion, sans la garniture optionnelle) :

• Calories : 120 kcal

• Glucides : 22g

• Protéines : 4g

• Lipides : 3g

• Fibres : 5g

• Sucre : 4g

• Vitamine A : 180% VQ

• Vitamine C : 160% VQ

• Fer : 10% VQ

Tacos Épicés aux Lentilles avec Avocat

Ingrédients : Pour la Garniture aux Lentilles :

- 1 tasse de lentilles brunes ou vertes séchées
- 2 1/2 tasses de bouillon de légumes ou d'eau
- 1 cuillère à soupe d'huile d'olive
- 1 oignon, finement haché
- 2 gousses d'ail, hachées
- 1 poivron rouge, coupé en dés
- 1 cuillère à café de cumin moulu
- 1 cuillère à café de poudre de chili
- 1/2 cuillère à café de paprika fumé
- 1/4 cuillère à café de poivre de Cayenne (ajuster selon le goût pour le piquant)
- Sel et poivre noir, selon le goût

Pour l'Assemblage des Tacos :

- 8 petites tortillas de blé entier ou de maïs
- 2 avocats, tranchés
- Salsa (du commerce ou maison)
- Feuilles de coriandre fraîche, pour la garniture (optionnel)
- Quartiers de citron vert, pour servir Instructions :

Cuire les Lentilles :

- Rincez les lentilles séchées à l'eau froide et égouttez-les.

- Dans une casserole moyenne, mélangez les lentilles et le bouillon de légumes (ou l'eau). Portez à ébullition, puis réduisez le feu à doux, couvrez, et laissez mijoter pendant environ 20 à 25 minutes ou jusqu'à ce que les lentilles soient tendres mais pas trop cuites. Égouttez tout excès de liquide et mettez de côté.

Faire Revenir l'Oignon et l'Ail :

- Dans une grande poêle, chauffez l'huile d'olive à feu moyen. Ajoutez l'oignon haché et faites revenir pendant environ 3 à 4 minutes jusqu'à ce qu'il devienne translucide.

• Ajoutez l'ail haché et faites cuire pendant 1 à 2 minutes de plus jusqu'à ce qu'il soit parfumé.

Ajouter le Poivron et les Épices :

• Incorporez le poivron rouge coupé en dés et faites cuire pendant environ 3 à 4 minutes jusqu'à ce qu'il commence à ramollir.

• Ajoutez le cumin moulu, la poudre de chili, le paprika fumé, le poivre de Cayenne, le sel et le poivre noir. Remuez bien pour enrober les légumes des épices.

Incorporer les Lentilles :

• Ajoutez les lentilles cuites à la poêle avec les légumes épicés. Remuez pour bien mélanger tous les ingrédients et laissez cuire pendant 2 à 3 minutes supplémentaires pour fusionner les saveurs.

Chauffer les Tortillas :

• Faites chauffer les tortillas dans une poêle sèche ou au micro-ondes jusqu'à ce qu'elles soient chaudes et souples.

Assembler les Tacos :

• Sur chaque tortilla, placez une portion de la garniture épicée aux lentilles.

• Garnissez d'avocat tranché, de salsa et de feuilles de coriandre fraîche si vous le souhaitez.

Servir :

• Servez vos Tacos Épicés aux Lentilles avec Avocat avec des quartiers de citron vert à côté.

Informations nutritionnelles (par portion, sans les garnitures optionnelles) :

• Calories : 280 kcal

- Glucides : 45g
- Protéines : 13g
- Lipides : 7g
- Fibres : 11g
- Sucre : 4g
- Vitamine C : 45% VQ
- Fer : 15% VQ

Poivrons Farcis aux Épinards et aux Champignons

Ingrédients :

Pour les Poivrons Farcis :

- 4 gros poivrons, de n'importe quelle couleur
- 1 tasse de quinoa, rincé et égoutté
- 2 tasses d'eau ou de bouillon de légumes
- 1 cuillère à soupe d'huile d'olive
- 1 oignon, finement haché
- 2 gousses d'ail, hachées
- 225 g de champignons, finement hachés
- 2 tasses d'épinards frais, hachés
- 1 boîte (14 oz) de tomates en dés, égouttées
- 1 cuillère à café d'origan séché
- 1 cuillère à café de basilic séché
- Sel et poivre noir, selon le goût
- Parmesan râpé (optionnel, pour la garniture)

Instructions :

Préparer les Poivrons :

- Préchauffez votre four à 375°F (190°C).
- Coupez le haut des poivrons et retirez les graines et les

membranes. Mettez de côté.

Cuire le Quinoa :

• Dans une casserole moyenne, mélangez le quinoa rincé et l'eau ou le bouillon de légumes. Portez à ébullition, puis réduisez le feu à doux, couvrez et laissez mijoter pendant environ 15 à 20 minutes ou jusqu'à ce que le quinoa soit cuit et que le liquide soit absorbé. Égrenez avec une fourchette et mettez de côté.

Faire Revenir l'Oignon et l'Ail :

• Dans une grande poêle, chauffez l'huile d'olive à feu moyen. Ajoutez l'oignon haché et faites revenir pendant environ 3 à 4 minutes jusqu'à ce qu'il devienne translucide.

• Ajoutez l'ail haché et faites cuire pendant 1 à 2 minutes de plus jusqu'à ce qu'il soit parfumé.

Ajouter les Champignons et les Épinards :

• Ajoutez les champignons finement hachés à la poêle et faites cuire pendant environ 5 minutes jusqu'à ce qu'ils libèrent leur humidité et commencent à dorer.

• Incorporez les épinards frais hachés et faites cuire pendant 2 à 3 minutes supplémentaires jusqu'à ce qu'ils flétrissent.

Mélanger les Tomates et les Assaisonnements :

• Ajoutez les tomates en dés égouttées, l'origan séché, le basilic séché, le sel et le poivre noir à la poêle. Remuez bien pour mélanger tous les ingrédients.

Combiner le Quinoa et la Garniture :

• Dans un grand saladier, mélangez le quinoa cuit et le mélange champignon-épinard de la poêle. Mélangez bien.

Remplir les Poivrons :

• Remplissez soigneusement chaque poivron avec le mélange quinoa-légumes, en appuyant doucement pour tasser la garniture.

Cuire au Four :

• Placez les poivrons farcis dans un plat de cuisson. Couvrez le plat d'aluminium.

• Cuisez au four préchauffé pendant environ 25 à 30 minutes, ou jusqu'à ce que les poivrons soient tendres.

Servir :

• Servez vos Poivrons Farcis aux Épinards et aux Champignons chauds, garnis de parmesan râpé si vous le souhaitez.

Informations nutritionnelles (par poivron farci, sans la garniture optionnelle) :

• Calories : 280 kcal

• Glucides : 50g

• Protéines : 9g

• Lipides : 6g

• Fibres : 9g

• Sucre : 8g

• Vitamine C : 280% VQ

• Calcium : 15% VQ

• Fer : 20% VQ

Chili aux Haricots Mélangés et Légumes

Ingrédients :

Pour le Chili :

• 1 tasse de haricots mélangés (tels que haricots noirs,

haricots rouges et haricots pinto), cuits et égouttés

• 1 oignon, finement haché

• 2 gousses d'ail, hachées

• 1 poivron (de n'importe quelle couleur), coupé en dés

• 1 courgette, coupée en dés

• 1 carotte, coupée en dés

• 1 boîte (14 oz) de tomates en dés, avec leur jus

• 1 boîte (14 oz) de sauce tomate

• 2 cuillères à soupe d'huile d'olive

• 2 cuillères à soupe de poudre de chili

• 1 cuillère à café de cumin moulu

• 1/2 cuillère à café de paprika fumé

• 1/4 cuillère à café de poivre de Cayenne (ajuster selon le goût épicé souhaité)

• Sel et poivre noir, selon le goût

Pour la Garniture (Optionnel) :

• Oignons verts émincés

• Coriandre fraîche hachée

• Yogourt grec ou yogourt sans produits laitiers (pour une option végétalienne)

• Fromage cheddar râpé (optionnel)

Instructions :

Faire Revenir l'Oignon et l'Ail :

• Dans une grande marmite, chauffez l'huile d'olive à feu moyen. Ajoutez l'oignon haché et faites revenir pendant environ 3 à 4 minutes jusqu'à ce qu'il devienne translucide.

• Ajoutez l'ail haché et faites cuire pendant 1 à 2 minutes de plus jusqu'à ce qu'il soit parfumé.

Ajouter les Légumes :

• Ajoutez le poivron coupé en dés, la courgette et la carotte dans la marmite. Faites revenir pendant environ 5 à 7 minutes jusqu'à ce que les légumes commencent à ramollir.

Assaisonnements et Tomates :

• Ajoutez la poudre de chili, le cumin moulu, le paprika fumé, le poivre de Cayenne, le sel et le poivre noir. Mélangez bien pour enrober les légumes des épices.

• Versez les tomates en dés (avec leur jus) et la sauce tomate. Remuez pour bien mélanger.

Laisser Simmer :

• Réduisez le feu à doux, couvrez la marmite et laissez mijoter le chili pendant environ 20 à 25 minutes, en remuant de temps en temps. Cela permet aux saveurs de se fondre et aux légumes de devenir tendres.

Ajouter les Haricots Mélangés :

• Ajoutez les haricots mélangés cuits et égouttés dans la marmite. Remuez pour les incorporer au chili.

Ajuster l'Assaisonnement :

• Goûtez le chili et ajustez l'assaisonnement avec plus de sel, de poivre ou d'épices si nécessaire. Ajustez le niveau de piquant selon vos préférences.

Servir :

• À l'aide d'une louche, servez votre Chili aux Haricots Mélangés et Légumes dans des bols.

Garnir (Optionnel) :

• Garnissez chaque portion d'oignons verts émincés, de coriandre fraîche hachée, d'une cuillerée de yogourt grec ou de yogourt sans produits laitiers (pour une option végétalienne), et de fromage cheddar râpé si désiré.

Informations nutritionnelles (par portion, sans les garnitures optionnelles) :

• Calories : 240 kcal

• Glucides : 42g

• Protéines : 9g

• Lipides : 6g

• Fibres : 12g

• Sucre : 11g

• Vitamine A : 120% VQ

• Vitamine C : 90% VQ

• Fer : 20% VQ

Aliments aux Propriétés Anti-inflammatoires : Saumon au Curcuma et au Gingembre

Ingrédients :

Pour le Saumon :

• 4 filets de saumon (environ 170 g chacun)

• 1 cuillère à soupe d'huile d'olive

• 1 cuillère à café de curcuma en poudre

• 1 cuillère à café de gingembre en poudre

• 1 cuillère à café de zeste de citron

• Sel et poivre noir, selon le goût

• Quartiers de citron, pour servir

Pour la Sauce Curcuma-Gingembre :

• 1 cuillère à soupe d'huile d'olive

• 1 petit oignon, finement haché

- 2 gousses d'ail, hachées
- 1 morceau de gingembre frais (environ 2,5 cm), râpé
- 1 cuillère à café de curcuma en poudre
- 1/2 cuillère à café de cumin en poudre
- 1/2 tasse de bouillon de légumes faible en sodium
- 1/4 tasse de lait de coco
- Sel et poivre noir, selon le goût
- Feuilles de coriandre fraîche, pour la garniture (optionnel)

Instructions :

Préchauffez le Four :

- Préchauffez votre four à 375°F (190°C). Tapissez une plaque de cuisson de papier parchemin.

Préparez le Saumon :

- Dans un petit bol, mélangez l'huile d'olive, le curcuma en poudre, le gingembre en poudre, le zeste de citron, le sel et le poivre noir.

- Placez les filets de saumon sur la plaque de cuisson préparée.

- Pincelez le mélange curcuma-gingembre sur les filets de saumon, en vous assurant qu'ils soient bien enrobés.

Cuisez le Saumon :

- Cuisez le saumon dans le four préchauffé pendant environ 12 à 15 minutes, ou jusqu'à ce qu'il s'effiloche facilement à la fourchette et soit cuit à votre niveau de cuisson préféré.

Préparez la Sauce Curcuma-Gingembre :

- Pendant la cuisson du saumon, préparez la sauce. Dans une petite casserole, chauffez l'huile d'olive à feu moyen.

- Ajoutez l'oignon finement haché et faites revenir

pendant environ 3 à 4 minutes jusqu'à ce qu'il devienne translucide.

• Incorporez l'ail haché et le gingembre râpé. Faites sauter pendant 1 à 2 minutes supplémentaires jusqu'à ce qu'ils dégagent leur parfum.

• Ajoutez le curcuma en poudre et le cumin en poudre. Remuez bien pour enrober les arômes des épices.

• Versez le bouillon de légumes faible en sodium et le lait de coco. Portez le mélange à ébullition. • Réduisez le feu et laissez mijoter pendant environ 5 à 7 minutes jusqu'à ce que la sauce épaississe légèrement. Assaisonnez avec du sel et du poivre noir, selon le goût.

Servez :

• Une fois le saumon cuit, retirez-le du four et arrosez chaque filet de saumon avec un peu de sauce curcuma-gingembre.

• Garnissez de feuilles de coriandre fraîche si désiré et servez avec des quartiers de citron sur le côté.

Informations nutritionnelles (par portion, sans les garnitures optionnelles) :

• Calories : 300 kcal

• Glucides : 4 g

• Protéines : 32 g

• Lipides : 18 g

• Fibres : 1 g

• Sucre : 1 g

• Vitamine C : 10% VQ

• Fer : 10% VQ

Poulet au Four en Croûte de Noix

Ingrédients : Pour le Poulet :

• 4 poitrines de poulet désossées et sans peau

• Sel et poivre noir, selon le goût Pour la Croûte de Noix :

• 1 tasse de noix

• 1/2 tasse de chapelure de blé entier

• 1/4 tasse de fromage Parmesan râpé (optionnel)

• 1 cuillère à café de thym séché

• 1 cuillère à café de romarin séché

• 1/2 cuillère à café de poudre d'ail

• 1/2 cuillère à café de poudre d'oignon

• 2 cuillères à soupe d'huile d'olive

• Spray de cuisson ou huile d'olive supplémentaire pour graisser

Instructions :

Préchauffez le Four :

• Préchauffez votre four à 375°F (190°C). Graissez un plat de cuisson avec un spray de cuisson ou une légère couche d'huile d'olive.

Préparez la Croûte de Noix :

• Dans un robot culinaire, combinez les noix, la chapelure de blé entier, le fromage Parmesan râpé (si utilisé), le thym séché, le romarin séché, la poudre d'ail et la poudre d'oignon. Pulsez jusqu'à ce que le mélange forme une texture de miettes grossières.

• Transférez le mélange de noix dans un bol peu profond.

Assaisonnez le Poulet :

• Assaisonnez les poitrines de poulet avec du sel et du poivre noir, selon le goût.

Enrobez le Poulet :

• Badigeonnez chaque poitrine de poulet d'huile d'olive, en vous assurant qu'elles soient bien enrobées.

• Panez chaque poitrine de poulet dans le mélange de croûte de noix, en pressant le mélange sur le poulet pour qu'il adhère.

Disposez dans le Plat de Cuisson :

• Placez les poitrines de poulet enrobées dans le plat de cuisson préparé.

Cuisez le Poulet :

• Cuisez au four préchauffé pendant environ 25 à 30 minutes ou jusqu'à ce que le poulet soit bien cuit et que la croûte de noix soit dorée. La température interne du poulet doit atteindre 165°F (74°C).

Servez :

• Une fois prêt, retirez le Poulet au Four en Croûte de Noix du four.

• Servez le poulet chaud avec votre choix d'accompagnements, comme des légumes vapeur ou une salade fraîche.

Informations nutritionnelles (par portion, sans le fromage Parmesan optionnel) :

• Calories : 320 kcal

• Glucides : 8 g

• Protéines : 32 g

• Lipides : 20 g

• Fibres : 2 g

• Sucre : 1 g

• Vitamine C : 2% VQ

• Fer : 10% VQ

Pouding aux Graines de Chia avec Baies et Graines de Lin

Ingrédients :

Pour le Pouding aux Graines de Chia :

• 1/4 tasse de graines de chia

• 1 tasse de lait d'amande non sucré (ou le lait de votre choix)

• 1 cuillère à soupe de sirop d'érable pur ou de miel (optionnel, pour la douceur)

• 1/2 cuillère à café d'extrait de vanille (optionnel)

Pour la Garniture aux Baies :

• 1 tasse de baies mélangées (fraises, bleuets, framboises)

• 1 cuillère à soupe de graines de lin moulues

• Feuilles de menthe fraîche pour la garniture (optionnel)

Instructions :

Préparez le Pouding aux Graines de Chia :

• Dans un bol, mélangez les graines de chia, le lait d'amande non sucré (ou le lait de votre choix), le sirop d'érable ou le miel (si utilisé) et l'extrait de vanille (si utilisé). Mélangez bien pour combiner tous les ingrédients.

Mélangez Bien :

• Remuez le mélange soigneusement pour répartir uniformément les graines de chia. Assurez-vous qu'il n'y a pas de grumeaux.

Réfrigérez :

• Couvrez le bol de film plastique ou d'un couvercle et réfrigérez pendant au moins 4 heures ou toute la nuit. Cela permet aux graines de chia d'absorber le liquide et d'épaissir le pouding.

Préparez la Garniture aux Baies :

• Lavez et coupez les baies mélangées si nécessaire.

• Dans un bol séparé, mélangez les baies mélangées avec les graines de lin moulues. Les graines de lin ajoutent des fibres et des nutriments supplémentaires à la garniture.

Assemblez :

• Une fois que le pouding aux graines de chia a atteint la consistance souhaitée (plus épaisse est meilleure), spoon it into serving glasses or bowls.

Ajoutez la Garniture aux Baies :

• Garnissez le pouding aux graines de chia avec le mélange de baies et de graines de lin. Vous pouvez également ajouter quelques feuilles de menthe fraîche pour la garniture.

Servez :

• Servez votre Pouding aux Graines de Chia avec Baies et Graines de Lin froid.

Informations nutritionnelles (par portion, sans édulcorant optionnel) :

• Calories : 180 kcal

• Glucides : 24 g

• Protéines : 5 g

• Lipides : 8 g

• Fibres : 13 g

• Sucre : 7 g

• Vitamine C : 20% VQ

• Calcium : 20% VQ

• Fer : 15% VQ

Saumon Grillé avec Salade de Tomates et Épinards

Ingrédients :

Pour le Saumon Grillé :

• 4 filets de saumon (environ 170 g chacun)

• 2 cuillères à soupe d'huile d'olive

• 1 cuillère à café de jus de citron

• 1 cuillère à café d'aneth séché (ou 2 cuillères à soupe d'aneth frais, haché)

• Sel et poivre noir selon le goût

• Quartiers de citron pour servir

Pour la Salade de Tomates et Épinards :

• 2 tasses de tomates cerises, coupées en deux

• 4 tasses de jeunes feuilles d'épinards frais

• 1/4 tasse d'oignon rouge, finement tranché

• 1/4 tasse de concombre, finement tranché

• 2 cuillères à soupe de vinaigre balsamique

• 2 cuillères à soupe d'huile d'olive extra-vierge

• 1 cuillère à café de moutarde de Dijon

• Sel et poivre noir selon le goût

Instructions :

Préchauffez le Grill :

• Préchauffez votre grill à feu moyen-élevé.

Préparez le Saumon Grillé :

• Dans un petit bol, fouettez l'huile d'olive, le jus de citron, l'aneth séché (ou l'aneth frais), le sel et le poivre.

• Badigeonnez les deux côtés des filets de saumon avec le mélange d'huile d'olive.

Grillez le Saumon :

• Placez les filets de saumon sur les grilles du grill. Faites griller pendant environ 4 à 5 minutes de chaque côté, ou jusqu'à ce que le saumon s'émiette facilement à la fourchette et présente des marques de grill. La température interne doit atteindre 145°F (63°C).

Préparez la Salade de Tomates et Épinards :

• Dans un grand bol, mélangez les tomates cerises coupées en deux, les jeunes feuilles d'épinards frais, l'oignon rouge finement tranché et le concombre finement tranché.

Préparez la Vinaigrette :

• Dans un petit bol, fouettez le vinaigre balsamique, l'huile d'olive extra-vierge, la moutarde de Dijon, le sel et le poivre.

Assaisonnez la Salade :

• Arrosez la vinaigrette sur le mélange de tomates et d'épinards. Remuez doucement la salade pour bien enrober tous les ingrédients.

Servez :

• Repartissez la Salade de Tomates et Épinards sur les assiettes de service.

• Placez un filet de saumon grillé sur chaque portion de salade.

• Servez votre Saumon Grillé avec Salade de Tomates et

Épinards avec des quartiers de citron sur le côté.

Informations nutritionnelles (par portion, sans les garnitures optionnelles) :

• Calories : 400 kcal

• Glucides : 10 g

• Protéines : 30 g

• Lipides : 28 g

• Fibres : 3 g

• Sucre : 5 g

• Vitamine C : 30% VQ

• Vitamine A : 60% VQ

• Fer : 10% VQ

Smoothie au Curcuma et au Gingembre

Ingrédients :

• 1 tasse de lait d'amande non sucré (ou le lait de votre choix)

• 1 banane mûre

• 1/2 tasse de yaourt grec nature (ou du yaourt sans produits laitiers pour une option végane)

• 1/2 cuillère à café de curcuma en poudre

• 1/2 cuillère à café de gingembre frais, râpé (ajuster selon le goût)

• 1 cuillère à soupe de miel ou de sirop d'érable (en option, pour la douceur)

• 1/2 cuillère à café d'extrait de vanille (en option)

• 1/2 tasse de morceaux d'ananas congelés

• 1/2 tasse de morceaux de mangue congelés

• Une pincée de poivre noir (pour améliorer l'absorption du curcuma)

• Glaçons (en option, pour la consistance souhaitée)

Instructions :

Préparez vos Ingrédients :

• Rassemblez tous vos ingrédients et ayez-les prêts.

Combinez le Liquide et le Yaourt :

• Dans un mixeur, ajoutez le lait d'amande non sucré et le yaourt grec nature.

Ajoutez la Banane :

• Pelez la banane mûre et ajoutez-la au mixeur.

Ajoutez le Curcuma et le Gingembre :

• Ajoutez le curcuma en poudre et le gingembre frais râpé au mixeur. Ajustez la quantité de gingembre selon votre goût, car il peut être assez fort.

Sucrez et Ajoutez de la Saveur (En Option) :

• Si vous préférez un smoothie plus sucré, ajoutez du miel ou du sirop d'érable, ainsi que de l'extrait de vanille au mixeur.

Ajoutez les Fruits Surgelés :

• Ajoutez les morceaux d'ananas et de mangue congelés au mixeur.

Ajoutez du Poivre Noir :

• Ajoutez une pincée de poivre noir pour améliorer l'absorption du curcuma.

Mixez Jusqu'à Obtention d'une Consistance Lisse :

• Mixez tous les ingrédients jusqu'à obtenir une consistance lisse et crémeuse. Si le smoothie est trop épais, vous pouvez ajouter quelques glaçons et mixer à nouveau.

Goûtez et Ajustez :

• Goûtez le smoothie et ajustez la douceur ou le niveau d'épices en ajoutant plus de miel, de gingembre ou de curcuma si nécessaire.

Servez :

• Versez le Smoothie au Curcuma et au Gingembre dans un verre et dégustez-le immédiatement.

Informations nutritionnelles (par portion, sans édulcorant optionnel) :

• Calories : 200 kcal

• Glucides : 40 g

• Protéines : 8 g

• Lipides : 2 g

• Fibres : 5 g

• Sucre : 23 g

• Vitamine C : 90% VQ

• Calcium : 20% VQ

• Fer : 6% VQ

Salade d'Épinards et de Chou Frisé aux Baies

Ingrédients :

Pour la Salade :

• 4 tasses de jeunes pousses d'épinards frais

• 2 tasses de feuilles de chou frisé, tiges retirées et hachées

• 1 tasse de baies mélangées (fraises, myrtilles, framboises)

• 1/4 tasse d'oignon rouge, finement tranché

• 1/4 tasse d'amandes effilées, grillées (en option)

• 1/4 tasse de fromage feta émietté (en option, à exclure pour une version sans produits laitiers) Pour la Vinaigrette :

• 2 cuillères à soupe d'huile d'olive extra-vierge

• 1 cuillère à soupe de vinaigre balsamique

• 1 cuillère à soupe de miel ou de sirop d'érable (en option, pour la douceur)

• 1 cuillère à café de moutarde de Dijon

• Sel et poivre noir, selon le goût

Instructions :

Préparez les Feuilles de Salade :

• Lavez et séchez les jeunes pousses d'épinards et les feuilles de chou frisé. Retirez les tiges du chou frisé et hachez-le en morceaux de taille bite.

Assemblez la Salade :

• Dans un grand saladier, combinez les jeunes pousses d'épinards, le chou frisé haché, les baies mélangées et l'oignon rouge finement tranché. Remuez doucement pour mélanger les ingrédients.

Faites Griller les Amandes (En Option) :

• Si vous utilisez des amandes effilées, vous pouvez les griller pour ajouter de la saveur. Chauffez une poêle sèche à feu moyen et ajoutez les amandes effilées. Remuez fréquemment jusqu'à ce qu'elles deviennent dorées et parfumées. Retirez du feu et laissez-les refroidir.

Préparez la Vinaigrette :

• Dans un petit bol, fouettez l'huile d'olive extra-vierge, le vinaigre balsamique, le miel ou le sirop d'érable (si utilisé), la moutarde de Dijon, le sel et le poivre noir. Ajustez la douceur selon vos préférences.

Assaisonnez la Salade :

• Arrosez la salade de la vinaigrette. Remuez doucement pour enrober tous les ingrédients uniformément avec la vinaigrette.

Ajoutez les Garnitures Optionnelles :

• Si désiré, saupoudrez les amandes effilées grillées et le fromage feta émietté sur la salade pour ajouter texture et saveur.

Servez :

• Repartissez la Salade d'Épinards et de Chou Frisé aux Baies dans des assiettes de service.

Informations nutritionnelles (par portion, sans les garnitures optionnelles) :

• Calories : 120 kcal

• Glucides : 14 g

• Protéines : 3 g

• Lipides : 7 g

• Fibres : 3 g

• Sucre : 7 g

• Vitamine C : 50% VQ

• Vitamine A : 160% VQ

• Calcium : 10% VQ

• Fer : 10% VQ

Crevettes Sautées à l'Ail et au Curcuma

Ingrédients : Pour les Crevettes :

• 1 livre de grosses crevettes, pelées et déveinées

• 2 cuillères à soupe d'huile d'olive

- 4 gousses d'ail, hachées
- 1 cuillère à café de curcuma moulu
- Sel et poivre noir, selon le goût
- Des quartiers de citron frais pour servir

Pour la Garniture (en option) :

- Feuilles de coriandre fraîche, hachées
- Flocons de piment rouge (pour une touche épicée)

Instructions :

Préparez les Crevettes :

- Assurez-vous que les crevettes sont pelées, déveinées et séchées avec du papier absorbant.

Assaisonnez les Crevettes :

- Dans un bol, assaisonnez les crevettes avec du curcuma moulu, du sel et du poivre noir. Remuez pour bien les enrober.

Faites Sauter l'Ail :

- Dans une grande poêle, chauffez l'huile d'olive à feu moyen-élevé. Ajoutez l'ail haché et faites sauter pendant environ 30 secondes jusqu'à ce qu'il soit parfumé. Faites attention à ne pas le laisser brunir.

Cuisez les Crevettes :

- Ajoutez les crevettes assaisonnées à la poêle avec l'ail. Étalez-les en une seule couche.

- Sautez les crevettes pendant environ 2 à 3 minutes de chaque côté jusqu'à ce qu'elles deviennent roses et opaques. Évitez de trop les cuire, car les crevettes peuvent devenir fermes.

Garniture (En Option) :

- Si vous le souhaitez, saupoudrez les crevettes sautées

de feuilles de coriandre fraîche et de flocons de piment rouge pour plus de saveur.

Servez :

• Servez les Crevettes Sautées à l'Ail et au Curcuma chaudes avec des quartiers de citron frais à côté.

Informations nutritionnelles (par portion) :

• Calories : 200 kcal

• Glucides : 2g

• Protéines : 24g

• Lipides : 10g

• Fibres : 0g

• Sucre : 0g

• Vitamine C : 6% VQ

• Fer : 10% VQ

Salade de Quinoa aux Tomates et au Basilic

Ingrédients :

Pour la Salade :

• 1 tasse de quinoa, rincé et égoutté

• 2 tasses d'eau ou de bouillon de légumes

• 2 tasses de tomates cerises, coupées en deux

• 1 tasse de feuilles de basilic frais, hachées

• 1/4 tasse d'oignon rouge, finement haché

• 1/4 tasse d'olives Kalamata, dénoyautées et tranchées

• 1/4 tasse de fromage feta émietté (en option, à exclure pour une version sans produits laitiers)

• Sel et poivre noir, selon le goût

Pour la Vinaigrette :

- 3 cuillères à soupe d'huile d'olive extra-vierge
- 2 cuillères à soupe de vinaigre balsamique
- 1 gousse d'ail, hachée
- 1/2 cuillère à café de moutarde de Dijon
- Sel et poivre noir, selon le goût

Instructions :

Cuisez le Quinoa :

- Dans une casserole moyenne, portez à ébullition 2 tasses d'eau ou de bouillon de légumes. Ajoutez le quinoa rincé et égoutté.

- Réduisez le feu, couvrez, et laissez mijoter pendant environ 15 à 20 minutes, ou jusqu'à ce que le quinoa soit cuit et que le liquide soit absorbé.

- Retirez du feu et égrenez le quinoa avec une fourchette. Laissez refroidir.

Préparez la Vinaigrette :

- Dans un petit bol, fouettez l'huile d'olive extra-vierge, le vinaigre balsamique, l'ail haché, la moutarde de Dijon, le sel et le poivre noir. Mettez de côté.

Assemblez la Salade :

- Dans un grand saladier, mélangez le quinoa cuit et refroidi, les tomates cerises coupées en deux, le basilic frais haché, l'oignon rouge finement haché, et les olives Kalamata tranchées. Remuez délicatement pour mélanger les ingrédients.

Assaisonnez la Salade :

- Arrosez la salade de quinoa préparée avec la vinaigrette. Remuez à nouveau pour vous assurer que tout est uniformément enrobé de la vinaigrette.

Ajoutez des Garnitures Optionnelles :

• Si désiré, saupoudrez la salade de fromage feta émietté pour plus de crémeux et de saveur.

Assaisonnez Selon le Goût :

• Assaisonnez la Salade de Quinoa aux Tomates et au Basilic avec du sel et du poivre noir supplémentaires selon votre goût.

Servez :

• Servez la salade immédiatement ou réfrigérez-la pendant quelques heures pour permettre aux saveurs de se mélanger avant de servir.

Informations nutritionnelles (par portion, sans les garnitures optionnelles) :

• Calories : 240 kcal

• Glucides : 32g

• Protéines : 6g

• Lipides : 10g

• Fibres : 4g

• Sucre : 2g

• Vitamine C : 20% VQ

• Fer : 15% VQ

Poulet Rôti au Gingembre et au Citron

Ingrédients :

Pour le Poulet Rôti :

• 1 poulet entier (environ 3-4 livres), sans abats

• 2 cuillères à soupe d'huile d'olive

• 2 cuillères à soupe de gingembre frais râpé

• 2 cuillères à soupe de jus de citron frais

- 2 gousses d'ail, hachées
- 1 cuillère à café de zeste de citron
- 1 cuillère à café de curcuma moulu
- 1 cuillère à café de paprika moulu
- Sel et poivre noir, selon le goût
- Tranches de citron frais pour la garniture (en option)

Instructions :

Préchauffez le Four :

- Préchauffez votre four à 375°F (190°C).

Préparez la Marinade pour le Rôtissage :

- Dans un bol, mélangez l'huile d'olive, le gingembre frais râpé, le jus de citron frais, l'ail haché, le zeste de citron, le curcuma moulu, le paprika moulu, le sel et le poivre noir. Bien mélanger pour créer une marinade.

Préparez le Poulet :

- Séchez bien le poulet avec des serviettes en papier. Assurez-vous que la cavité est vide et que le poulet est propre.

Marinez le Poulet :

- Frottez le poulet à l'intérieur et à l'extérieur avec la marinade préparée. Assurez-vous de mettre de la marinade sous la peau pour plus de saveur.

Attachez les Cuisses du Poulet :

- Si désiré, attachez les cuisses du poulet avec de la ficelle de cuisine pour aider le poulet à cuire uniformément.

Rôtissez le Poulet :

• Placez le poulet mariné sur une grille de rôtissage placée dans un plat de rôtissage, côté poitrine vers le haut.

• Rôtissez le poulet dans le four préchauffé pendant environ 1 heure et 15 minutes à 1 heure et 30 minutes, ou jusqu'à ce que la température interne atteigne 165°F (74°C) dans la partie la plus épaisse de la cuisse.

Arrosez le Poulet :

• De temps en temps, arrosez le poulet avec les jus qui s'accumulent dans le plat de rôtissage. Cela le maintiendra moelleux et savoureux.

Reposez et Découpez :

• Une fois le poulet cuit, retirez-le du four et laissez-le reposer pendant environ 10 minutes avant de le découper.

Garnissez et Servez :

• Garnissez le Poulet Rôti au Gingembre et au Citron de tranches de citron frais si désiré, et servez.

Informations nutritionnelles (par portion) :

• Calories : 300 kcal

• Glucides : 2g

• Protéines : 25g

• Lipides : 21g

• Fibres : 1g

• Sucre : 0g

• Vitamine C : 10% VQ

• Fer : 8% VQ

Barres d'Avoine aux Myrtilles et aux Noix

Ingrédients :

Pour les Barres d'Avoine :

• 2 tasses de flocons d'avoine à l'ancienne

• 1 tasse de farine de blé entier

• 1/2 tasse de noix hachées

• 1/2 tasse de myrtilles séchées (non sucrées)

• 1/2 cuillère à café de cannelle moulue

• 1/2 cuillère à café de levure chimique

• 1/4 cuillère à café de sel

• 1/2 tasse de beurre non salé fondu (ou de l'huile de noix de coco pour une version sans produits laitiers)

• 1/2 tasse de sirop d'érable pur (ou de miel)

• 1 gros œuf

• 1 cuillère à café d'extrait de vanille pur

Instructions :

Préchauffez le Four :

• Préchauffez votre four à 350°F (175°C). Graissez ou tapissez un moule carré de 9x9 pouces (23x23 cm) de papier parchemin, en laissant dépasser un peu pour un retrait facile.

Préparez les Ingrédients Secs :

• Dans un grand saladier, mélangez les flocons d'avoine à l'ancienne, la farine de blé entier, les noix hachées, les myrtilles séchées, la cannelle moulue, la levure chimique et le sel. Bien mélanger.

Préparez les Ingrédients Humides :

• Dans un autre bol, fouettez ensemble le beurre non salé fondu (ou l'huile de noix de coco), le sirop d'érable (ou le miel), l'œuf et l'extrait de vanille jusqu'à ce que le mélange soit bien homogène.

Combinez les Ingrédients Secs et Humides :

• Versez les ingrédients liquides dans le saladier contenant les ingrédients secs. Remuez jusqu'à ce que tout soit bien combiné et que vous obteniez un mélange collant.

Pressez dans le Moule :

• Transférez le mélange d'avoine dans le moule préparé. Utilisez une spatule ou le dos d'une cuillère pour le presser uniformément dans le moule.

Faites Cuire :

• Cuisez au four préchauffé pendant 25 à 30 minutes, ou jusqu'à ce que les bords soient dorés et qu'un cure-dent inséré au centre en ressorte propre.

Refroidissez et Coupez :

• Laissez les Barres d'Avoine aux Myrtilles et aux Noix refroidir dans le moule pendant environ 15 minutes. Ensuite, utilisez le papier parchemin qui dépasse pour soulever les barres hors du moule et sur une grille pour les laisser refroidir complètement.

Coupez en Barres :

• Une fois les barres complètement refroidies, utilisez un couteau bien aiguisé pour les couper en carrés ou en barres de la taille souhaitée.

Conservez :

• Stockez les barres d'avoine dans un récipient

hermétique à température ambiante pendant jusqu'à une semaine, ou réfrigérez-les pour une durée de conservation plus longue.

Informations nutritionnelles (par portion, basées sur 12 portions) :

• Calories : 220 kcal

• Glucides : 29g

• Protéines : 4g

• Lipides : 10g

• Fibres : 3g

• Sucre : 13g

• Vitamine C : 2% VQ

• Fer : 8% VQ

Aliments Riches en Fer : Poivrons Farcis à la Dinde Maigre et aux Épinards

Ingrédients :

Pour les Poivrons Farcis :

• 4 gros poivrons (de n'importe quelle couleur), avec les sommets enlevés, les graines et les membranes enlevées

• 1 livre de dinde maigre hachée

• 1 cuillère à soupe d'huile d'olive

• 1 petit oignon, finement haché

• 2 gousses d'ail, émincées

• 1 tasse de feuilles d'épinards frais hachées

• 1 tasse de riz complet cuit ou de quinoa

• 1 boîte (14,5 oz) de tomates en dés, égouttées

• 1/2 cuillère à café d'origan séché

• 1/2 cuillère à café de basilic séché

• Sel et poivre noir, au goût

• 1/2 tasse de fromage mozzarella râpé (facultatif, à exclure pour une version sans produits laitiers)

Instructions :

Préchauffez le Four :

• Préchauffez votre four à 375°F (190°C).

Préparez les Poivrons :

• Coupez le haut des poivrons et retirez les graines et les membranes. Mettez de côté.

Faites Sauter la Dinde :

• Dans une grande poêle, chauffez l'huile d'olive à feu moyen. Ajoutez l'oignon finement haché et l'ail. Faites sauter pendant 2 à 3 minutes jusqu'à ce que l'oignon devienne translucide.

• Ajoutez la dinde maigre à la poêle. Émiettez-la avec une spatule et faites cuire jusqu'à ce qu'elle soit dorée et bien cuite. Égouttez tout excès de graisse.

Ajoutez les Épinards et Cuisez :

• Incorporez les feuilles d'épinards frais hachées et faites cuire pendant 2 minutes supplémentaires jusqu'à ce que les épinards flétrissent.

Combinez les Ingrédients :

• Dans un grand saladier, mélangez la préparation de dinde cuite, le riz complet cuit ou le quinoa, les tomates en dés égouttées, l'origan séché, le basilic séché, le sel et le poivre noir. Mélangez bien.

Remplissez les Poivrons :

• Farcissez chaque poivron avec le mélange de dinde et d'épinards, en tassant bien.

Disposez dans un Plat de Cuisson :

• Placez les poivrons farcis dans un plat de cuisson. Si

vous le souhaitez, saupoudrez de fromage mozzarella râpé sur chaque poivron.

Cuisson :

• Couvrez le plat de cuisson avec du papier d'aluminium et faites cuire au four préchauffé pendant 25 à 30 minutes ou jusqu'à ce que les poivrons soient tendres.

Option Broil (pour le Fromage) :

• Si vous avez ajouté du fromage, vous pouvez retirer le papier d'aluminium et passer les poivrons farcis au gril pendant 2 à 3 minutes supplémentaires, ou jusqu'à ce que le fromage soit bouillonnant et doré.

Servez :

• Retirez délicatement les poivrons farcis du four. Laissez-les refroidir légèrement avant de les servir.

Informations Nutritionnelles (par portion, sans fromage facultatif) :

• Calories : 300 kcal
• Glucides : 35g
• Protéines : 25g
• Lipides : 7g
• Fibres : 6g
• Sucre : 6g
• Vitamine C : 240% VQ
• Fer : 20% VQ

Salade de Saumon et de Lentilles

Ingrédients :

Pour la Salade :

• 2 filets de saumon (environ 170 g chacun)

• 1 tasse de lentilles vertes ou brunes sèches, rincées et égouttées

• 2 tasses d'eau

- 4 tasses de feuilles d'épinards frais pour bébé
- 1/2 tasse de tomates cerises, coupées en deux
- 1/4 tasse d'oignon rouge, finement haché
- 1/4 tasse de persil frais haché (ou de coriandre)
- Quartiers de citron pour servir

Pour la Vinaigrette :
- 3 cuillères à soupe d'huile d'olive extra-vierge
- 2 cuillères à soupe de vinaigre balsamique
- 1 cuillère à café de moutarde de Dijon
- 1 gousse d'ail, émincée
- Sel et poivre noir, au goût

Instructions :

Cuisson des Lentilles :

- Dans une casserole moyenne, portez 2 tasses d'eau à ébullition. Ajoutez les lentilles rincées, réduisez le feu à bas, couvrez et laissez mijoter pendant environ 20 à 25 minutes ou jusqu'à ce que les lentilles soient tendres mais pas trop cuites. Égouttez tout excès d'eau et mettez de côté pour refroidir.

Préparation du Saumon :

- Préchauffez votre four à 375°F (190°C).

- Assaisonnez les filets de saumon avec une pincée de sel et de poivre noir. Placez-les sur une plaque de cuisson recouverte de papier parchemin.

- Cuisez le saumon dans le four préchauffé pendant environ 12 à 15 minutes ou jusqu'à ce qu'il se défasse facilement à la fourchette. Retirez du four et laissez refroidir légèrement.

Préparation de la Vinaigrette :

- Dans un petit bol, fouettez l'huile d'olive extra-vierge, le vinaigre balsamique, la moutarde de Dijon, l'ail émincé, le sel et le poivre noir. Mettez de côté.

Assemblage de la Salade :

• Dans un grand saladier, mélangez les lentilles cuites et refroidies, les feuilles d'épinards frais pour bébé, les tomates cerises coupées en deux, l'oignon rouge finement haché et le persil frais haché.

Émietter le Saumon :

• Une fois le saumon refroidi légèrement, utilisez une fourchette pour l'émietter en morceaux de la taille d'une bouchée.

Ajout du Saumon à la Salade :

• Ajoutez le saumon émietté au mélange de salade.

Assaisonnement de la Salade :

• Arrosez la salade et le saumon avec la vinaigrette préparée. Mélangez délicatement pour bien enrober tous les ingrédients de la vinaigrette.

Service :

• Servez la Salade de Saumon et de Lentilles dans des bols individuels ou sur des assiettes, avec des quartiers de citron à côté.

Informations Nutritionnelles (par portion, basées sur 2 portions) :

• Calories : 500 kcal
• Glucides : 42g
• Protéines : 42g
• Lipides : 18g
• Fibres : 12g
• Sucre : 5g
• Vitamine C : 30% VQ
• Fer : 20% VQ

Curry de Tofu et Épinards

Ingrédients :

Pour le Curry :

- 400 g de tofu extra-ferme, coupé en cubes
- 2 cuillères à soupe d'huile de coco
- 1 oignon moyen, finement haché
- 2 gousses d'ail, émincées
- 1 morceau de gingembre frais de 2,5 cm, râpé
- 1 cuillère à soupe de poudre de curry
- 1 cuillère à café de cumin moulu
- 1 cuillère à café de coriandre moulue
- 1/2 cuillère à café de curcuma moulu
- 1/2 cuillère à café de paprika
- 1/4 cuillère à café de poivre de Cayenne (ajuster selon les préférences épicées)
- 1 boîte de tomates en dés de 410 g
- 1 boîte de lait de coco de 400 ml
- Sel et poivre noir, au goût
- Feuilles de coriandre fraîche pour la garniture (facultatif)

Pour les Épinards :

- 4 tasses de feuilles d'épinards frais pour bébé, lavées et hachées

Pour Servir :

- Riz complet cuit ou quinoa

Instructions :

Préparation du Tofu :

- Pressez le tofu pour éliminer l'excès d'humidité en l'enveloppant dans un torchon propre et en plaçant quelque chose de lourd dessus (comme une poêle en fonte). Laissez reposer pendant 15 à 20 minutes, puis coupez-le en cubes.

Sauter le Tofu :

- Dans une grande poêle, chauffez 1 cuillère à soupe d'huile de coco à feu moyen-élevé. Ajoutez les cubes de tofu et faites-les cuire jusqu'à ce qu'ils soient dorés de tous les côtés. Retirez le tofu de la poêle et mettez-le de côté.

Sauter les Aromates :

• Dans la même poêle, ajoutez la cuillère à soupe restante d'huile de coco. Ajoutez l'oignon finement haché, l'ail émincé et le gingembre râpé. Faites sauter pendant 2 à 3 minutes jusqu'à ce que les oignons soient tendres et parfumés.

Ajouter les Épices :

• Incorporez la poudre de curry, le cumin moulu, la coriandre moulue, le curcuma moulu, le paprika et le poivre de Cayenne. Faites cuire pendant 1 à 2 minutes en remuant constamment pour faire griller les épices.

Ajouter Tomates et Lait de Coco :

• Versez les tomates en dés (avec leur jus) et la boîte de lait de coco. Remuez pour combiner, en grattant les morceaux du fond de la poêle.

Laisser Simmer :

• Réduisez le feu à bas et laissez mijoter le curry pendant environ 10 minutes, permettant aux saveurs de se mélanger et à la sauce de s'épaissir.

Ajouter Tofu et Épinards :

• Remettez le tofu sauté dans la poêle. Ajoutez les feuilles d'épinards frais pour bébé hachées. Cuisez pendant 3 à 4 minutes supplémentaires jusqu'à ce que les épinards flétrissent et que le tofu soit réchauffé.

Assaisonner selon le Goût :

• Assaisonnez le curry de tofu et d'épinards avec du sel et du poivre noir selon votre goût. Ajustez le niveau d'épices si nécessaire.

Service :

• Servez le Curry de Tofu et d'Épinards chaud sur du riz complet cuit ou du quinoa. Garnissez de feuilles de coriandre fraîche si désiré.

Informations Nutritionnelles (par portion, sans riz ni quinoa) :

• Calories : 280 kcal
• Glucides : 11g
• Protéines : 12g
• Lipides : 22g
• Fibres : 3g
• Sucre : 3g
• Vitamine C : 20% VQ
• Fer : 20% VQ

Quesadillas aux Haricots Noirs et au Chou Frisé

Ingrédients :

Pour les Quesadillas :

• 4 tortillas de blé entier ou de blé entier
• 1 boîte (15 oz) de haricots noirs, égouttés et rincés
• 2 tasses de feuilles de chou frisé frais, tiges retirées et hachées
• 1 poivron rouge, finement tranché
• 1 tasse de fromage râpé à faible teneur en matières grasses (cheddar, Monterey Jack, ou une alternative sans produits laitiers)
• 1 cuillère à café de cumin moulu
• 1/2 cuillère à café de poudre de chili
• 1/2 cuillère à café de poudre d'ail
• Sel et poivre noir, au goût
• Bombe de cuisson ou une petite quantité d'huile d'olive pour la cuisson

Pour Servir :

- Yogourt grec (facultatif)
- Salsa (facultatif)
- Avocat tranché (facultatif)

Instructions :

Préparer le Chou Frisé :

- Retirez les tiges des feuilles de chou frisé frais et hachez-les en petits morceaux. Rincez le chou frisé et mettez-le de côté.

Faire Sauter le Chou Frisé et le Poivron Rouge :

- Dans une grande poêle, faites chauffer une petite quantité d'huile d'olive ou de bombe de cuisson à feu moyen. Ajoutez le chou frisé haché et le poivron rouge finement tranché.

- Faites sauter pendant environ 3 à 4 minutes jusqu'à ce que le chou frisé soit flétri et que le poivron rouge soit légèrement ramolli. Retirez-les de la poêle et mettez-les de côté.

Préparer les Haricots Noirs :

- Dans la même poêle, ajoutez les haricots noirs égouttés et rincés. Assaisonnez-les de cumin moulu, de poudre de chili, de poudre d'ail, de sel et de poivre noir.

- Cuisez pendant 2 à 3 minutes jusqu'à ce que les haricots soient réchauffés et enrobés des assaisonnements. Retirez-les de la poêle et mettez-les de côté.

Assembler les Quesadillas :

- Étalez les tortillas sur une surface propre. Sur une moitié de chaque tortilla, répartissez uniformément le chou frisé sauté, le poivron rouge, les haricots noirs assaisonnés et le fromage râpé à faible teneur en matières grasses (ou l'alternative sans produits laitiers).

- Pliez l'autre moitié de la tortilla sur la garniture, créant une forme de demi-lune.

Cuire les Quesadillas :

• Dans la même poêle, essuyez-la si nécessaire, et chauffez-la à feu moyen. Placez une quesadilla dans la poêle et faites cuire pendant environ 2 à 3 minutes de chaque côté, ou jusqu'à ce que la tortilla soit dorée et le fromage fondu.

• Répétez ce processus pour les quesadillas restantes.

Servir :

• Coupez chaque quesadilla en pointes et servez chaud. Vous pouvez garnir de yogourt grec, de salsa ou d'avocat tranché si vous le souhaitez.

Informations Nutritionnelles (par quesadilla, sans les garnitures facultatives) :

• Calories : 300 kcal
• Glucides : 45g
• Protéines : 15g
• Lipides : 8g
• Fibres : 10g
• Sucre : 3g
• Vitamine C : 80% VQ
• Calcium : 20% VQ

Smoothie Riche en Fer avec du Chou Frisé et du Kiwi

Ingrédients :

• 2 tasses de feuilles de chou frisé frais, tiges enlevées

• 2 kiwis mûrs, pelés et tranchés

• 1/2 tasse de fraises congelées

• 1/2 tasse de lait d'amande non sucré (ou tout lait préféré)

• 1 cuillère à soupe de graines de chia

• 1 cuillère à soupe de miel ou de sirop d'érable (facultatif, pour la douceur)

• 1/2 cuillère à café de cannelle moulue

• Glaçons (facultatif)

• Tranches de kiwi et feuilles de menthe fraîche pour la garniture (facultatif)

Instructions :

Préparer le Chou Frisé :

• Retirez les tiges des feuilles de chou frisé frais et hachez-les en morceaux plus petits. Rincez abondamment le chou frisé et mettez-le de côté.

Mixer les Ingrédients :

• Dans un blender, combinez les feuilles de chou frisé frais, les kiwis pelés et tranchés, les fraises congelées, le lait d'amande non sucré, les graines de chia, le miel ou le sirop d'érable (si vous en utilisez), et la cannelle moulue.

• Si vous préférez un smoothie plus épais, vous pouvez ajouter quelques glaçons.

Mixer Jusqu'à Obtenir une Consistance Lisse :

• Commencez à mixer à basse vitesse et augmentez progressivement à haute vitesse. Mixez pendant 1 à 2 minutes ou jusqu'à ce que le smoothie soit crémeux et que tous les ingrédients soient bien mélangés.

Vérifier la Consistance :

• Si le smoothie est trop épais, vous pouvez ajouter plus de lait d'amande ou d'eau par petites quantités et mixer jusqu'à obtenir la consistance souhaitée.

Goûter et Ajuster :

• Goûtez le smoothie et ajustez la douceur si nécessaire en ajoutant plus de miel ou de sirop d'érable.

Servir :

• Versez le Smoothie Riche en Fer avec du Chou Frisé et du Kiwi dans des verres. Garnissez de tranches de kiwi et de feuilles de menthe fraîche si vous le souhaitez.

Informations Nutritionnelles (par portion, sans édulcorant facultatif) :

• Calories : 150 kcal

• Glucides : 35g

• Protéines : 5g

• Lipides : 2g

• Fibres : 7g

• Sucre : 17g

• Vitamine C : 200% VQ

• Fer : 15% VQ

Épinards Sautés aux Pois Chiches

Ingrédients :

• 8 tasses de feuilles d'épinards frais, lavées et équeutées

• 1 boîte (15 oz) de pois chiches, égouttés et rincés

• 2 gousses d'ail, hachées

• 2 cuillères à soupe d'huile d'olive extra-vierge

• 1/2 cuillère à café de cumin moulu

• 1/4 cuillère à café de flocons de piment rouge (ajuster selon le goût)

• Sel et poivre noir, au goût

• 1 citron, zeste et jus

• Garniture facultative :

fromage Parmesan râpé (ou levure nutritionnelle pour une option sans produits laitiers)

Instructions :

Préparer les Épinards :

• Lavez soigneusement les feuilles d'épinards frais et équeutez les tiges coriaces. Vous pouvez laisser les feuilles entières ou les hacher grossièrement, selon votre préférence.

Sauter l'Ail :

• Dans une grande poêle, chauffez l'huile d'olive extra-vierge à feu moyen. Ajoutez l'ail haché et faites sauter pendant environ 30 secondes jusqu'à ce qu'il dégage son arôme. Faites attention à ne pas le laisser brunir.

Ajouter les Pois Chiches et les Assaisonnements :

• Ajoutez les pois chiches égouttés à la poêle. Saupoudrez de cumin moulu, de flocons de piment rouge, de sel et de poivre noir. Remuez pour enrober les pois chiches des épices.

• Cuisez pendant 2 à 3 minutes, permettant aux pois chiches de chauffer et d'absorber les saveurs.

Sauter les Épinards :

• Ajoutez les épinards préparés à la poêle. Cela peut sembler beaucoup au début, mais ils vont rapidement se faner. Remuez doucement pendant que les épinards se fanent.

• Sautez pendant 2 à 3 minutes jusqu'à ce que les épinards soient fanés et que les pois chiches soient enrobés d'ail et d'assaisonnement.

Zester et Presser le Citron :

• Râpez le citron à l'aide d'une râpe fine. Ensuite, coupez le citron en deux et pressez le jus dans la poêle. Remuez pour bien mélanger.

Goûter et Ajuster :

• Goûtez les épinards sautés aux pois chiches et ajustez l'assaisonnement si nécessaire avec plus de sel, de poivre ou de flocons de piment rouge.

Servir :

• Transférez les épinards sautés aux pois chiches dans un plat de service. Si vous le souhaitez, garnissez de fromage Parmesan râpé (ou de levure nutritionnelle pour une option sans produits laitiers).

Informations Nutritionnelles (par portion) :

• Calories : 250 kcal

• Glucides : 32g

• Protéines : 12g

• Lipides : 10g

• Fibres : 10g

• Sucre : 1g

• Vitamine C : 50% VQ

• Fer : 20% VQ

Bol de Poulet Grillé et Quinoa

Ingrédients : Pour le Poulet Grillé :

• 2 blancs de poulet sans peau et sans os

• 1 cuillère à soupe d'huile d'olive

• 1 cuillère à café d'origan séché

• 1/2 cuillère à café de poudre d'ail

• Sel et poivre noir, au goût

• Jus d'1 citron

Pour le Quinoa :

• 1 tasse de quinoa, rincé et égoutté

• 2 tasses d'eau ou de bouillon de poulet faible en sodium

• Sel, au goût

Pour le Bol :

• 2 tasses de feuilles d'épinards frais

• 1 tasse de tomates cerises, coupées en deux

• 1 concombre, coupé en dés

• 1/4 d'oignon rouge, finement tranché

• 1/4 de tasse d'olives Kalamata, dénoyautées et tranchées

• 1/4 de tasse de fromage feta émietté (facultatif, à exclure pour une version sans produits laitiers)

• Yogourt grec ou tahini pour arroser (facultatif)

• Quartiers de citron frais pour servir

Instructions :

Mariner et Griller le Poulet :

• Dans un bol, mélangez l'huile d'olive, l'origan séché, la poudre d'ail, le sel, le poivre noir et le jus de citron pour créer la marinade.

• Placez les blancs de poulet dans un sac en plastique refermable ou un plat peu profond. Versez la marinade sur le poulet, en vous assurant qu'il soit bien enrobé. Fermez le sac ou couvrez le plat et réfrigérez pendant au moins 30 minutes (ou plus longtemps pour plus de saveur).

• Préchauffez votre gril ou votre poêle à griller à feu moyen-élevé. Faites griller le poulet pendant environ 6 à 7 minutes de chaque côté, ou jusqu'à ce que la température interne atteigne 165°F (74°C) et que le poulet soit bien cuit. Retirez du gril et laissez reposer quelques minutes avant de trancher.

Cuisson du Quinoa :

• Dans une casserole moyenne, combinez le quinoa rincé et l'eau ou le bouillon de poulet. Portez à ébullition, puis réduisez le feu à bas, couvrez et laissez mijoter pendant 15 à 20 minutes, ou jusqu'à ce que le liquide soit absorbé et que le quinoa soit tendre. Retirez du feu et égrenez avec une fourchette. Assaisonnez avec du sel, au goût.

Assemblage du Bol :

• Dans des bols de service, commencez par une base de feuilles d'épinards frais.

• Disposez les tranches de poulet grillé, le quinoa cuit, les tomates cerises, le concombre en dés, l'oignon rouge finement tranché et les olives Kalamata tranchées sur les épinards.

Toppings Optionnels :

• Si vous le souhaitez, saupoudrez le fromage feta émietté sur le bol. Vous pouvez également arroser de yogourt grec ou de tahini pour plus de crémeux et de saveur.

Servir :

• Servez le Bol de Poulet Grillé et Quinoa avec des quartiers de citron frais à presser par-dessus.

Informations Nutritionnelles (par portion, sans les garnitures facultatives) :

• Calories : 400 kcal

• Glucides : 40g

• Protéines : 35g

• Lipides : 12g

• Fibres : 6g

• Sucre : 4g

• Vitamine C : 40% VQ

• Fer : 20% VQ

Soupe de Lentilles et Épinards

Ingrédients :

• 1 tasse de lentilles vertes ou brunes séchées, rincées et égouttées

• 1 cuillère à soupe d'huile d'olive

• 1 oignon, haché

• 2 gousses d'ail, émincées

• 1 carotte, coupée en dés

• 1 branche de céleri, coupée en dés

• 1 cuillère à café de cumin en poudre

• 1/2 cuillère à café de curcuma en poudre

• 1/2 cuillère à café de coriandre en poudre

• 1/4 cuillère à café de flocons de piment rouge (ajuster selon le goût)

• 6 tasses de bouillon de légumes à faible teneur en sodium

• 2 tasses d'eau • 1 feuille de laurier

• Sel et poivre noir, au goût

- 4 tasses de feuilles d'épinards frais, lavées et hachées
- Jus d'1 citron
- Yogourt grec ou tahini pour arroser (facultatif)

Instructions :

Sauter les Aromatiques :

- Dans une grande marmite, chauffez l'huile d'olive à feu moyen. Ajoutez l'oignon haché, l'ail émincé, la carotte coupée en dés et le céleri coupé en dés. Faites sauter pendant 5 à 7 minutes jusqu'à ce que les légumes soient ramollis et l'oignon translucide.

Ajouter les Épices :

- Incorporez le cumin en poudre, le curcuma en poudre, la coriandre en poudre et les flocons de piment rouge. Faites cuire pendant 2 à 3 minutes supplémentaires pour toaster les épices et libérer leurs saveurs.

Cuire les Lentilles :

- Ajoutez les lentilles rincées, le bouillon de légumes à faible teneur en sodium, l'eau et la feuille de laurier à la marmite. Remuez pour bien mélanger.

- Portez le mélange à ébullition, puis réduisez le feu, couvrez et laissez mijoter pendant environ 20 à 25 minutes, ou jusqu'à ce que les lentilles soient tendres mais pas trop cuites.

Assaisonner et Ajouter les Épinards :

- Assaisonnez la soupe avec du sel et du poivre noir selon votre goût. Retirez la feuille de laurier.

- Incorporez les feuilles d'épinards frais hachées et faites cuire pendant 2 à 3 minutes supplémentaires jusqu'à ce que les épinards se fanent et deviennent vibrants.

Terminer avec le Jus de Citron :

• Pressez le jus d'un citron dans la soupe et remuez pour bien mélanger. Ajustez l'assaisonnement si nécessaire.

Servir :

• À l'aide d'une louche, servez la Soupe de Lentilles et Épinards dans des bols. Si vous le souhaitez, arrosez chaque portion de yogourt grec ou de tahini pour plus de crémeux et de saveur.

Informations Nutritionnelles (par portion, sans les garnitures facultatives) :

• Calories : 250 kcal

• Glucides : 44g

• Protéines : 15g

• Lipides : 3g

• Fibres : 15g

• Sucre : 5g

• Vitamine C : 20% VQ

• Fer : 25% VQ

Smoothie au Chou Frisé et aux Baies

Ingrédients :

• 1 tasse de feuilles de chou frisé fraîches, tiges retirées

• 1/2 tasse de baies mélangées congelées (fraises, myrtilles, framboises)

• 1 banane mûre

• 1/2 tasse de yaourt grec faible en gras (ou yaourt sans produits laitiers pour une option végane)

• 1 cuillère à soupe de graines de chia

• 1/2 tasse de lait d'amande non sucré (ou tout autre lait préféré)

- 1 cuillère à soupe de miel ou sirop d'érable (facultatif, pour la douceur)
- Glaçons (facultatif)

Instructions :

Préparer le Chou Frisé :

- Retirez les tiges des feuilles de chou frisé et coupez-les en morceaux plus petits. Rincez abondamment le chou frisé et mettez-le de côté.

Mélanger les Ingrédients :

- Dans un mixeur, combinez les feuilles de chou frisé fraîches, les baies mélangées congelées, la banane mûre, le yaourt grec faible en gras (ou une alternative sans produits laitiers), les graines de chia, le lait d'amande non sucré et le miel ou sirop d'érable (si utilisé).
- Si vous préférez un smoothie plus épais, vous pouvez ajouter quelques glaçons.

Mélanger Jusqu'à Obtention d'une Consistance Lisse :

- Commencez à mélanger à basse vitesse et augmentez progressivement jusqu'à la vitesse maximale. Mixez pendant 1 à 2 minutes ou jusqu'à ce que le smoothie soit crémeux et que tous les ingrédients soient bien mélangés.

Vérifier la Consistance :

- Si le smoothie est trop épais, vous pouvez ajouter plus de lait d'amande ou d'eau par petites quantités et mixer jusqu'à obtenir la consistance souhaitée.

Goûter et Ajuster :

- Goûtez le smoothie et ajustez la douceur si nécessaire en ajoutant plus de miel ou de sirop d'érable.

Servir :

• Versez le Smoothie au Chou Frisé et aux Baies dans des verres.

Informations Nutritionnelles (par portion, sans édulcorant facultatif) :

• Calories : 250 kcal

• Glucides : 48g

• Protéines : 11g

• Lipides : 5g

• Fibres : 10g

• Sucre : 22g

• Vitamine C : 120% VQ

• Calcium : 30% VQ

Sauté de Bœuf et Légumes avec Brocoli

Ingrédients :

Pour la Marinade :

• 450 grammes de bœuf maigre (comme du steak de surlonge ou de flanchet), coupé en fines lanières

• 2 cuillères à soupe de sauce soja à faible teneur en sodium

• 1 cuillère à soupe de vinaigre de riz

• 1 cuillère à soupe de miel ou de sirop d'érable

• 1 gousse d'ail, hachée

• 1/2 cuillère à café de gingembre frais râpé

• 1/2 cuillère à café de fécule de maïs (facultatif, pour plus d'épaisseur)

Pour le Sauté :

• 2 tasses de fleurettes de brocoli

• 1 poivron rouge, coupé en fines lamelles

- 1 poivron jaune, coupé en fines lamelles
- 1 carotte, coupée en fines lamelles
- 1 tasse de pois mange-tout ou de pois gourmands, équeutés
- 2 cuillères à soupe d'huile de sésame ou d'huile d'arachide
- 2 gousses d'ail, hachées
- 1/2 cuillère à café de gingembre frais râpé
- Sel et poivre noir, au goût
- Riz brun cuit ou quinoa pour servir

Garniture Facultative :

- Graines de sésame grillées
- Oignons verts émincés

Instructions :

Mariner le Bœuf :

- Dans un bol, mélanger le bœuf en lanières avec la sauce soja à faible teneur en sodium, le vinaigre de riz, le miel ou le sirop d'érable, l'ail haché, le gingembre frais râpé et la fécule de maïs (si utilisée).

- Bien mélanger pour enrober uniformément le bœuf. Laisser mariner pendant au moins 15 minutes, ou réfrigérer pendant quelques heures pour plus de saveur.

Blanchir le Brocoli :

- Dans une casserole d'eau bouillante, blanchir les fleurettes de brocoli pendant environ 2 minutes jusqu'à ce qu'elles deviennent d'un vert vif. Égoutter et mettre de côté.

Chauffer le Wok ou la Poêle :

- Chauffer un wok ou une grande poêle à feu vif. Ajouter l'huile de sésame ou d'arachide et chauffer jusqu'à ce qu'elle scintille.

Sauter l'Ail et le Gingembre :

• Ajouter l'ail haché et le gingembre râpé à l'huile chaude et faire sauter pendant environ 30 secondes jusqu'à ce qu'ils dégagent leur parfum.

Sauter le Bœuf :

• Ajouter le bœuf mariné au wok ou à la poêle. Faire sauter pendant 2-3 minutes jusqu'à ce que le bœuf soit doré et cuit à votre niveau de cuisson souhaité. Retirer le bœuf du wok et le mettre de côté.

Sauter les Légumes :

• Dans le même wok ou la même poêle, ajouter les lamelles de poivron rouge, de poivron jaune, de carotte et les pois mange-tout. Faire sauter pendant environ 3-4 minutes jusqu'à ce que les légumes soient croquants-tendres.

Tout Combiner :

• Remettre le bœuf cuit et le brocoli blanchi dans le wok ou la poêle. Remuer pour combiner tous les ingrédients.

Assaisonner et Servir :

• Assaisonner le sauté de sel et de poivre selon votre goût. Servir chaud sur du riz brun cuit ou du quinoa.

Garnir et Déguster :

• Garnir le Sauté de Bœuf et Légumes avec des graines de sésame grillées et des oignons verts émincés si désiré.

Informations Nutritionnelles (par portion, sans riz ni quinoa) :

• Calories : 250 kcal

- Glucides : 14g
- Protéines : 26g
- Lipides : 10g
- Fibres : 4g
- Sucre : 7g
- Vitamine C : 120% VQ
- Fer : 20% VQ

CONCLUSION

En clôture de ce parcours vers une vie libérée des fibromes, nous posons le point final sur une aventure qui a transcendé les limites de la nutrition pour embrasser la totalité de votre bien-être. Ce "Régime d'Élimination des Fibromes" n'est pas simplement une compilation de recettes, mais plutôt une immersion dans une approche holistique qui honore le corps, l'esprit et l'âme.

À travers ces pages, nous avons exploré les fondements scientifiques des fibromes, les nuances de la nutrition ciblée, et la manière dont chaque bouchée peut devenir une déclaration vers la guérison. C'est une célébration de la puissance de l'alimentation consciente, de l'équilibre nutritionnel, et de la délicieuse aventure culinaire qui accompagne la quête de la santé.

La fin de ce livre marque le début d'une nouvelle phase pour vous, où la compréhension, l'empowerment et la délicieuse exploration alimentaire convergent vers une vie sans les contraintes des fibromes. Vous êtes désormais armé(e) de connaissances et d'outils pratiques pour prendre les rênes de votre bien-être.

Prenez chaque recette, chaque conseil nutritionnel, comme une invitation à vous aimer, à chérir votre corps et à investir dans votre santé de manière proactive. Chaque étape de ce voyage était destinée à vous guider vers une version plus forte, plus équilibrée, et résolument libérée des fibromes.

Nous vous remercions de nous avoir accompagnés tout au long de ce périple. Puissiez-vous poursuivre votre chemin avec une confiance renouvelée, une compréhension approfondie de votre pouvoir sur votre santé, et la joie de chaque repas qui devient un acte d'amour envers vous-même.

Bienvenue dans la prochaine étape de votre vie, une vie sans limites imposées par les fibromes. Vous êtes la protagoniste de votre histoire de santé, et chaque choix alimentaire est une affirmation de votre engagement envers une vie vibrante et épanouissante.

Avec gratitude et anticipation des chapitres futurs de votre bien-être,